Intermittierendes Fasten für Frauen

Gesund & schnell abnehmen durch Intermittierendes Fasten

ISBN-13: 978-1546747093

ISBN-10: 1546747095

Einige Worte zu Beginn

Wie der Name Ihnen vielleicht schon verrät, geht es in diesem Buch um eine Methode des Fastens, die nur über einen kurzen Zeitraum verläuft. Im Gegensatz zum herkömmlichen Fasten oder auch Heilfasten geht es bei dem Intermittierenden Fasten, wie es in Fachkreisen genannt wird, um kurze Intervalle, in denen man keinerlei feste Nahrung oder Kalorien zu sich nimmt.

Doch wer jetzt denkt, dass Kurzzeitfasten nur etwas für den Gewichtsverlust ist, der irrt, denn das Intermittierende Fasten trägt zu einer Verbesserung des allgemeinen Gesundheitszustandes bei.

Außerdem ist das Kurzzeitfasten durchaus eine Ernährungsgewohnheit, welche Sie generell anwenden können. Denn entgegen der herkömmlichen Fastenmethode, bei welcher man für einen bestimmten Zeitraum auf bestimmte Lebensmittel verzichtet, um den Körper einmal im Jahr zu entschlacken, kann man mit der Ernährungsgewohnheit des Intermittierenden Fasten zeitlebens eine Verbesserung bewahren und sein Gewicht ganz nach Wunsch immer im persönlichen „grünen Bereich“ belassen.

Sie werden in diesem Buch alles Wissenswerte über das Kurzzeitfasten erfahren, die verschiedenen Varianten kennenlernen, sich mit Mythen hinsichtlich unserer Ernährung auseinandersetzen und schlussendlich an einer Vielzahl von Rezepten erkennen, dass man auch mit Genuss abnehmen und gleichzeitig etwas für seine Gesundheit tun kann.

Inhalt

1. Was ist Kurzzeitfasten eigentlich?

Grundsätzlich verrät es die Bezeichnung dieser Ernährungsgewohnheit schon: Für einen kurzen Zeitraum wird gefastet, was bedeutet, dass man in dieser Zeitspanne keine feste Nahrung und keinerlei Kalorien zu sich nimmt.

Es handelt sich eben um eine Ernährungsgewohnheit, weniger um eine einmalige Sache oder Diät im herkömmlichen Sinne oder eine Umstellung der Ernährung. Denn im Grunde können Sie alles essen, solange es im Rahmen bleibt. Natürlich sollten Sie auch beim Kurzzeitfasten auf den Nährwert beziehungsweise die Kalorienzufuhr achten, wenn es Ihnen darum geht, an überflüssigen Pfunden zu verlieren. Ihrer Gesundheit ist die bewusste und gesunde Ernährung in jedem Fall zuträglich. Hinzu kommt der wissenschaftlich nachgewiesene Aspekt, dass durch das Intermittierende Fasten zum Beispiel die Blutwerte nachweisbar verbessert werden, Herz-Kreislauf-Erkrankungen und das Risiko, an Krebs zu erkranken nachhaltig abnehmen.

Das Prinzip des Kurzzeitfastens lässt sich problemlos in jeden Alltag integrieren. Vom Schichtarbeiter bis zur Hausfrau hat also jeder die Möglichkeit, durch die Ernährungsgewohnheit des Kurzzeitfastens seine Gesundheit auf natürliche Weise zu verbessern und gleichzeitig wie nebenher an überschüssigem Gewicht zu verlieren.

2. Intermittierendes Fasten für Frauen

Wer sich näher mit dem intermittierenden Fasten befasst, weiß, dass diese Methode bei Frauen etwas anders wirkt als bei Männern. Der Grund sind unterschiedliche hormonelle Gegebenheiten. Vorsicht mit dem Intervallfasten sollten zum Beispiel Frauen walten lassen, wenn sie schwanger sind. In diesem Zustand ist das werdende Kind auf alle Nährstoffe angewiesen, die eine werdende Mutter dem Kind zur Verfügung stellen kann. Da ein Fötus an seinem Überleben interessiert ist, entnimmt er alles, was er an Nährstoffen braucht, aus der Plazenta. Das kann beim Fasten zu Lasten der Mutter gehen. Daher wird davon abgeraten, dass schwangere Frauen mit dem intermittierenden Fasten beginnen. Auch einige andere Gründe könnten Frauen davon abhalten, es mit dem zeitweise unterbrochenen Fastenrhythmus zu versuchen. Doch dazu später mehr.

Die Vorteile des Kurzzeitfastens für Frauen

An sich ist das intermittierende Fasten eine dauerhaft anwendbare und wunderbar funktionierende Methode, mit der Männer wie Frauen nachhaltig überflüssiges Gewicht verlieren können. Keine andere Diät kann den Gewichtsverlust so effektiv meistern wie intermittierendes Fasten. Zugleich ist die fastende Frau in der Lage, ihre Muskelmasse zu erhöhen und dadurch den kalorischen Grundumsatz noch weiter hochzuschrauben. Denn trainierte Muskeln verbrennen automatisch mehr Kalorien. Dadurch kann der Organismus mehr Fettpolster abbauen.

Mittlerweile tummeln sich verschiedene Methoden des Kurzzeitfastens auf dem Markt. Möglicherweise ist die schonendste intermittierende Fastenmethode - vertreten durch das sogenannte Tagesrhythmus-Intervallfasten oder Leangains-Konzept von Martin Berkhan - auch die empfehlenswerteste für Frauen. Die 16/8 Fastenmethode schreibt das Fasten in einem Zeitfenster von 16 Stunden vor, während in den verbleibenden acht Stunden alle Mahlzeiten eingenommen werden. Der weibliche Organismus gewöhnt sich nach der Umstellungsphase, die unterschiedlich lange dauern kann, schnell an den neuen Ess-Ryhthmus. In der Umstellungsphase kann es zu Hunger oder leichten Kopfschmerzen kommen. Gegebenenfalls können Frauen beide mit einer kleinen Handvoll Nüsse minimieren. Diese Symptome verschwinden nach einer bis sechs Wochen.

Weibliche Problemfelder des Intermittierenden Fastens

In der Regel haben Frauen keine Probleme mit dem Kurzzeitfasten. Doch einige Ausnahmen sind bei jeder Regel zu finden. So berichten beispielsweise einige Kurzzeitfastende, dass sie auch nach der Umstellungsphase noch an Schlaflosigkeit, Kopfschmerzen, sexueller Unlust, Angstanfällen oder einer ausbleibenden Monatsregel litten. Der Grund dafür liegt im frauenspezifischen Hormonspiegel. Da der Hormonspiegel einer Frau von Natur deutlich aus mehr Schwankungen ausgesetzt ist als der Hormonspiegel der Männer, zeitigt gelegentlich auch das Kurzzeitfasten für Frauen andere Effekte. Beispielsweise kann der Körper die verlängerten Zeitfenster, in denen gefastet wird, als einen Mangelzustand an Nährstoffen interpretieren.

Meistens haben jene Frauen beim Kurzzeitfasten mehr Probleme, die sich vorher nicht besonders gesund ernährt haben. Hier kann tatsächlich ein latenter Mangelzustand vorliegen. Auf der anderen Seite kann aber auch ein vorher regelmäßig verzehrter Nährstoffüberschuss einen plötzlichen Mangel andeuten, der allerdings für den Organismus nur gefühlt existiert. Das ist zum Beispiel bei Diabetikern, die vorher viel Zuckerhaltiges verzehrt haben, in der Anfangsphase der Fall. Das Fasten bedeutet dann zusätzlichen Stress für den Organismus. Außerdem kann eine Frau im Eifer des Gefechts, überschüssiges Gewicht abnehmen zu wollen, zu wenig Essen im erlaubten Zeitfenster zu sich nehmen. Zu exzessiv betriebener Sport kann für eine Frau beim Intervallfasten ebenso viel Stress bedeuten. Die genannten Stressoren können die unerwünschten Beschwerden und Nebeneffekte zeitigen. Diese sind also vermeidbar, wenn man es richtig anstellt.

Was bedeutet intermittierendes Fasten für Frauen?

In der Regel bedeutet das Kurzzeitfasten die gewünschten Effekte und gesteigertes Wohlbefinden. Daher ist das Kurzzeitfasten für Frauen auch bei einem geringen Prozentsatz von Frauen, die damit möglicherweise Probleme haben, empfehlenswert. Ohne es ausprobiert oder gegebenenfalls vor dem Beginn der Umstellung ärztlichen Rat eingeholt zu haben, kann keine Frau wissen, wie sie sich dabei fühlt. Das intermittierende Fasten kommt jenen Frauen entgegen, deren Berufsleben ein normales Fasten oder eine wochenlange Diätmaßnahme mit drastisch reduzierter Kalorienzufuhr nicht erlaubt. Soll der Gewichtsverlust zudem langfristig und nachhaltig erhalten bleiben, sind konventionelle Diäten ohnehin nicht sonderlich gesundheitsförderlich. Intermittierendes Fasten für Frauen ist hingegen eine gesunde Methode des Gewichtsabbaus - vorausgesetzt die Fastende beachtet einige Grundregeln. Das Kurzzeitfasten für Frauen kann nur erfolgreich durchgehalten werden, wenn die aufgenommene Nahrung

- ausreichend sättigt

- inhaltlich hochwertig gestaltet wird

- und alle vom Organismus benötigten Nährstoffe enthält.

Die Zeitfenster müssen zum Beginn der Umstellung festgelegt und eingehalten werden. Dabei ist es aufgrund innerkörperlicher Gegebenheiten günstiger für den Muskelaufbau und den Fettabbau, wenn die Nahrungsaufnahme erst ab der Mittagzeit erfolgt. Das hat mit dem Wirken des Sympathikus und des Parasympathikus zu tun. Intermittierendes Fasten für Frauen entspricht von Natur aus dem Essens-Rhythmus, den unser Organismus im Laufe seiner langen Evolution erlernt hat. Der Organismus beider Geschlechter spricht daher auch gut darauf an. Bei Frauen ist jedoch grundsätzlich der Hormonhaushalt stärker involviert, wenn es ans Fasten geht. Für einen harmonisch ausbalancierten Hormonhaushalt spielt die körperliche Energiebilanz eine wichtige Rolle. Eine negative Energiebilanz hat ziemlich schnell Auswirkungen auf den weiblichen Hormonspiegel. Ein hormonelles Ungleichgewicht kann bereits nach einem Tag des Fastens entstehen.

Inwieweit das Peptidhormon "Kisspeptin" bei hormonell bedingten Effekten eine wichtige Rolle spielt, bedarf noch weiterer wissenschaftlicher Abklärung. Die Wirkungen dieses Peptidhormons beeinflussen jedenfalls die Hormonausschüttungen des Leptins, des Insulins sowie des Hungerhormons Ghrelin. Alle drei beeinflussen unsere Hungergefühle oder melden Sättigung. Da bei Frauen also gleich mehrere Hormone in größerer Menge im Spiel sind als bei Männern, ergeben sich folgende Grundregeln, die für einen Verzicht auf das Intervallfasten sprechen:

- bei Schwangerschaft
- bei bestehenden bzw. bekannten Schilddrüsenerkrankungen
- bei bekannten Hormonstörungen
- bei ausbleibender Monatsblutung
- bei anhaltenden Schlafstörungen
- bei eintretenden Angststörungen
- bei anhaltenden Regenerationsproblemen
- bei Haarausfall und ungewöhnlichen Hautirritationen
- bei chronischem Stress oder großer Erschöpfung (z. B. Fatigue infolge einer Chemotherapie)
- bei plötzlicher Untertemperatur

- bei starken Stimmungsschwankungen

- und bei mangelnder Libido.

Wie gesagt: In den meisten Fällen sind solche Folgeerscheinungen des Kurzzeitfastens bei Frauen nicht zu beobachten. Sie sollten aber auch zu Beginn des Intervallfastens nicht bestehen.

Bestehen sonstige Bedenken gegen intermittierendes Fasten?

Nein. Intermittierendes Fasten ist eine funktionierende und den Organismus wenig belastende Langzeitstrategie, die den Körper dazu animiert, nachhaltig Gewicht zu verlieren. Um den Muskelaufbau zu befördern, sollte zweimal die Woche moderat Ausdauer- oder Kraftsport betrieben werden - nach Möglichkeit innerhalb der Fastenzeit. Der Organismus dankt es den intermittierend fastenden Frauen mit einer längeren Lebensdauer und einem größeren Wohlbefinden. Die Risiken für ernährungsbedingte Erkrankungen, die durch

- zu viel (ungesundes) Fett

- zu viel Zucker

- zu viel Salz

- zu viele Weißmehlprodukte

- einen Überschuss an wertloser Industrie- und Fertignahrung

- und zu viele Süßigkeiten

entstehen, minimieren sich spürbar. Voraussetzung ist allerdings, dass die Frau zwei oder drei hochwertige Mahlzeiten in das erlaubte Zeitfenster legt.

Die Nahrung sollte an Trainingstagen etwas proteinhaltiger ausfallen, an trainingsfreien Tagen darf sie kohlenhydratreicher sein. Kontraproduktiv wäre es, wenn eine Frau im erlaubten Zeitfenster einen kalorischen Input wählen würde, der viel zu hoch ist. Kein Organismus kann 3.000 Kalorien verdauen und dabei abnehmen. Zu wenige Kalorien pro Mahlzeit sind allerdings auch kontraproduktiv, weil sie zu vorzeitigem Hunger führen. Jede Frau muss für sich ausprobieren, womit sie sich wohl und ausreichend lange satt fühlt. Als Grundregel gilt, viele faserreiche Gemüse und ausreichend proteinhaltige Lebensmittel, aber eher weniger Kohlenhydrate auf den Teller zu füllen. Die Kost sollte ballaststoffhaltig, frisch zubereitet und abwechslungsreich gewürzt sein

Wie entstand das Kurzzeitfasten?

Man kann beim Kurzzeitfasten nun weniger von einer trendigen Entwicklung sprechen. Oder wenn man so will, gab es das Kurzzeitfasten eigentlich schon von Anbeginn der Menschheit. Allerdings haben unsere Vorfahren damals noch nicht daran gedacht, das Intermittierende Fasten bewusst auszuüben oder gar aus dem Grund, an Gewicht zu verlieren. Wenn man die Entwicklungsgeschichte der Menschheit einmal näher betrachtet, wird man feststellen, dass die einfache Bevölkerung, ganz egal in welcher Epoche sie gelebt haben, immer wieder Tage hatten, an denen sie weniger oder gar nichts zu essen hatten. Ob sie nun wollten oder nicht: sie mussten über einen kurzen Zeitraum fasten. Kritiker behaupten an dieser Stelle unter Umständen: „Ja, aber die einfache Bevölkerung unter unseren Vorfahren waren auch oft krank und sie lebten nicht allzu lange“. Dem widerspreche ich auch nicht. Doch auch diesen Umstand kann man leicht erklären, denn die einfache Bevölkerung hatte zu den damaligen Zeiten lange nicht so viele Möglichkeiten, sich ausreichend mit wichtigen Vitaminen und Mineralien zu versorgen. Das war nun einmal zu dieser grauen Vorzeit nicht so gut und einfach möglich, wie heutzutage. „Und wie kann man dann die kargen Zeiten unserer Vorfahren mit dem heutigen Kurzzeitfasten gleichsetzen?“, werden einige unter Ihnen fragen.

Gleichsetzen kann man es wohl kaum, doch es ist nun einmal eine wissenschaftlich nachgewiesene Tatsache, dass sich der menschliche Körper auf diese Situationen wunderbar eingestellt hat, denn er hat regelrechte Schutzmechanismen entwickelt, in welcher unsere Organe miteinander arbeiten. Wenn die Nahrungszufuhr zum Beispiel ausfällt, reagiert unser Organismus und die Energiezufuhr findet auf anderem Wege statt. Es gibt also immer einen „Ersatz“. Wenn Sie so wollen, kann man das Ganze mit einem gut funktionierenden Arbeitsteam vergleichen: Wenn einer ausfällt, dann übernimmt der Kollege die Aufgaben.

Die Funktionsweise des Intermittierenden Fastens

Die Funktionsweise des Intermittierenden Fastens oder auch des Kurzzeitfastens ist einfach und schnell erklärt: Nach den Phasen, in denen man ganz normal isst, folgen verhältnismäßig kurze Zeitabschnitte, in denen man gar nichts isst. In dieser Zeit werden auch keinerlei Kohlehydrate zugeführt, die in Getränken beispielsweise enthalten sind. Die verschiedenen Varianten, wie zum Beispiel 16/8, 14/10 oder 5/2 werden unter Punkt 1.7. näher beschrieben.

Wichtig ist aber auch beim Kurzzeitfasten, dass die optimalen Ergebnisse nur dann erzielt werden, wenn man sich gesund ernährt und für ausreichend sportliche Betätigung und täglicher Bewegung an der frischen Luft sorgt. Hierbei ist natürlich ausschlaggebend, in welcher körperlichen Verfassung man sich befindet. Wo der eine vielleicht intensive Trainingseinheiten im Fitnessstudio absolviert fährt der andere Fahrrad oder macht ausgedehnte Spaziergänge oder Power-Workouts.

Für wen ist Kurzzeitfasten geeignet?

Mit Sicherheit kann man bei dem Kurzzeitfasten nicht von einem Wundermittel für jedermann sprechen, wenn es darum geht sich gesund zu ernähren und gleichzeitig abzunehmen. Vielmehr muss man gerechterweise sagen, dass das Intermittierende Fasten bei dem einen sehr gut und bei dem anderen nur gut anschlägt beziehungsweise seine Wirkung entfaltet. Das ist aber nur logisch, denn jeder Mensch, und damit auch jeder einzelne Organismus ist anders. Somit reagiert auch jeder von uns anders.

Was nun das Abnehmen durch Kurzzeitfasten angeht, so kann man feststellen, dass es den meisten schon nach kurzer Zeit wirklich gut bekommt und die Pfunde purzeln. Viel entscheidender hingegen ist jedoch die Tatsache, dass der Allgemeinzustand der Gesundheit jedes Einzelnen bei den Kurzzeitfasten sich bei fast allen Menschen bemerkbar macht. Das heißt, dass sich die Blutwerte verbessern und Beschwerden durch chronische Erkrankungen verringert werden, selbst wenn die Waage stur auf einem Punkt stehen bleibt.

Wer jedoch gesundheitlich vorbelastet ist oder gar unter Essstörungen leidet, sollte die Ernährungsumstellung auf Kurzzeitfasten in jedem Fall mit seinem Arzt und Therapeuten besprechen und auch nur unter ärztlicher Kontrolle durchführen.

Generell ist für den Start ins Kurzzeitfasten eine Regel allgemeingültig: Man sollte ausgeglichen und gesund sein, wenn man startet. Warum das so wichtig ist? Nun selbst die recht einfach zu integrierende Methode des Kurzzeitfastens bedeutet für unseren Körper zunächst einmal eine Portion Stress. Wer also in seinem Alltag schon von genug Stressfaktoren umlagert ist, sollte sehr genau überlegen, wann und wie er mit dem Kurzzeitfasten beginnt. So kann es beispielsweise eher nachteilig sein, wenn man sein Frühstück weglässt, obwohl man gleich am frühen Morgen viel Kraft im Job braucht. Von daher ist es immer gut und sinnvoll, wenn Sie vor dem Start Ihr eigenes Leben, Ihre Lebensumstände und Ihre persönlichen Bedürfnisse ganz genau unter die Lupe nehmen.

Warum Kurzzeitfasten?

Die Methode des Kurzzeitfastens bringt unseren Körper wieder in ein gesundes Gleichgewicht zwischen der Energieaufnahme und der Energieabgabe. Dieses Gleichgewicht ist gerade in unserer heutigen Zeit von enormer Wichtigkeit, da wir eigentlich der menschlichen Entwicklungsgeschichte entgegenwirken, so wie wir zivilisierten Menschen leben. Um das besser zu verstehen, müssen Sie sich das Leben unserer Vorfahren noch einmal vor Augen halten. In deren Zeiten ging es zuerst auf die Jagd oder es wurde gesammelt, also Energie verbraucht, bevor wieder neue Energie in Form der Nahrung zugeführt wurde.

Auf die Frage nach dem „Warum" geben aber schlussendlich auch die Vorteile ausreichend Antwort, welche in zahlreichen wissenschaftlichen Studien nachgewiesen wurden. Denn Kurzzeitfasten ist bei Weitem mehr als nur eine Diät. Sie kann zu einer wahren Lebenseinstellung werden, bei der man grundsätzliches alles essen kann und darf, soweit der Tagesbedarf von 100% nicht überschritten oder 80% unterschritten wird. Es heißt also: kulinarischer Genuss in Maßen und trotzdem ausreichend. Diese Art und Weise der Ernährung lässt sich in nahezu jeden Alltag einbinden, ohne dass es zu Einschränkungen, zu einem „Stoppuhr-Leben" führt oder im Restaurant keine wirkliche Auswahlmöglichkeit an Speisen zur Verfügung steht. Kurzzeitfasten ist eine sehr bewusste Ernährungsart, bei der aber trotzdem die Freiheit erhalten bleibt.

Worin liegen die Ursachen für die positiven Effekte des Kurzzeitfastens?

Intermittierendes Fasten, oder auch Kurzzeitfasten wirkt sich positiv auf die Gesundheit aus. Sowohl in psychologischer als auch in physischer Hinsicht.

Zunächst einmal wird die Insulinsensitivität durch die Intervalle des Fastens gesteigert. Dazu muss man wissen, dass das Insulin unseren Blutzuckerspiegel reguliert. Dadurch werden wiederrum die Leber und die Muskulatur zum Beispiel dazu angeregt, aus dem Blut Glukose aufzunehmen. Das bedeutet also nichts anderes, als dass das Kurzzeitfasten den Blutzuckerspiegel und den Insulingehalt reduzieren, wodurch die Gefahr einer Insulinresistenz minimiert wird. Diabetes II hat also damit nur geringe Chancen, sich zur Erkrankung auszuweiten.

Des Weiteren ist es nachgewiesen, dass das Kurzzeitfasten den Haushalt des Wachstumshormons positiv beeinflusst. Dieses Hormon ist beispielsweise dafür zuständig, das der Muskelaufbau gefördert und der Körperfettgehalt reguliert wird. Außerdem senkt dieses Hormon den Blutdruck sowie den Cholesterinspiegel, wodurch vor allem Erkrankungen des Herz-Kreislauf-Systems minimiert werden können.

Was nun den psychischen Aspekt anbelangt, so ist eindeutig erkennbar, dass Menschen, welche sich mit dem Ernährungskonzept des Kurzzeitfastens ernähren, um einiges gesünder, weil bewusster ernähren und damit leben. Menschen, denen das Kurzzeitfasten zum Lebensinhalt geworden ist, können sich besser auf das Wesentliche konzentrieren und widerstehen den

Verführungen des Alltags auf ganz leichte Art. Weiterhin ist aus den Erfahrungsberichten dieser Menschen zu entnehmen, dass sie um einiges leistungsfähiger und konzentrierter an die jeweiligen tagesaufgaben herangehen, als vor diesem Ernährungskonzept.

Kurzzeitfasten vs. Heilfasten – wo liegen die Unterschiede?

„Das Fasten ist die Nahrung der Seele, es zügelt die Unmäßigkeit der Sprache und schließt die Lippen, es zähmt die Wollust und besänftigt das cholerische Temperament, es weckt das Urteil, macht den Körper geschmeidig, verjagt nächtliche Träumereien, heilt Kopfschmerzen und stärkt die Augen."

Dieses Zitat stammt von Chrysostomos, womit er im 4. Jahrhundert das bereits damals verbreitete Heilfasten kommentierte. Natürlich lassen sich viele Gemeinsamkeiten zwischen den beiden Fastenmethoden entdecken. Allerdings weiß man heute, dass das sogenannte Heilfasten nicht unbedingt gesundheitsfördernd, sondern oft genug auch gesundheitsschädlich sein kann. Während beim Heilfasten teilweise über Wochen keine Nahrung zugeführt wird, um den Körper zu regenerieren und zu reinigen, wird beim Kurzzeitfasten die Energieaufnahme über die Nahrung beibehalten, so dass es nicht zu extremen Mangelerscheinungen beispielsweise kommen kann. Denn wir wissen heute, dass wir ohne Energieaufnahme auch keine Energie abgeben können. Bei dem extremen Heilfasten können wir also lange nicht so gesund, leistungsfähig und konzentriert an unsere Tagesaufgaben herangehen, als beim Intermittierenden Fasten. Durch die kurzen Fastenzeiten beim Kurzzeitfasten kann der Körper sich zwar ebenso regenerieren und gesunden, ohne dabei jedoch eine Stressreaktion des Organismus auszulösen.

Wenn man also einen Vergleich zwischen dem Heilfasten und dem Kurzzeitfasten ziehen will, so sollte man sich auch bewusst sein, dass es zum Heilfasten keine wissenschaftlichen Studien gibt, die auf positive Effekte und andere gesundheitlichen Aspekte hinweisen. Es ist also nicht nachgewiesen, dass Heilfasten wirklich heilt. Mit Sicherheit wird es dem Körper einiges Gutes tun, wie zum Beispiel das bewusste Entschlacken und Befreien von Giftstoffen. Aber die anderen positiven Effekte, wie sie beim kurzzeitfasten festgestellt und nachgewiesen wurden, treten beim Heilfasten nicht in Erscheinung.

Welche Varianten gibt es beim Kurzzeitfasten?

Die wohl bekanntesten beziehungsweise am verbreitetsten Varianten des Kurzzeitfastens sind die 16/8, die 14/10 oder auch die 5/2 Regelung.

Bei der **16/8** oder auch **14/10** Regel wird 16 beziehungsweise 14 Stunden gefastet und innerhalb der 8 beziehungsweise 10 Stunden Nahrung zugeführt. Die Fastenzeit wird hierbei zumeist auf die Nachtstunden gelegt. Ob man dann jedoch auf das Abendessen verzichtet oder gar das Frühstück weglässt oder weit nach hinten verschiebt, das ist individuell verschieden und sollte dem jeweiligen Tagesablauf angepasst sein. Sinnvoller ist es aber, dass man bei dieser Variante des Kurzzeitfastens keine Mahlzeit wirklich auslässt. Viel wichtiger ist es hier, dass Sie innerhalb der 8 beziehungsweise 10 Stunden drei regelmäßige Mahlzeiten zu sich nehmen. Sollte sich zwischendrin der Hunger melden, dann überbrücken Sie die Zeit bis zur nächsten Mahlzeit nicht mit Süßigkeiten und anderen Snacks, sondern trainieren Sie Ihr Hungergefühl und trinken vielleicht einen Tee. Dieses bohrende Hungergefühl wird sich unter Umständen gerade am Anfang am späteren Abend einstellen. Wenn Sie dann mit knurrendem Magen oder dem gefühlten Hunger im Bett liegen, wirkt eine warme Tasse Grüner Tee wahre Wunder.

Erfahrungsgemäß macht es bei der 16/8 Methode gerade für Einsteiger Sinn, wenn Sie beispielsweise 11 Uhr frühstücken und spätestens gegen 19 Uhr zu Abend essen. Zwischendrin können Sie eine kleine Mahlzeit zu Mittag essen.

Hingegen wird bei der **5/2** Regel, auch bekannt unter der Eat-Stop-Eat-Methode, an fünf Tagen ganz normal gegessen und an zwei Tagen in der Woche gefastet. Wichtig ist dabei, dass auch diese Fastentage hier 24 Stunden haben, also auch wirklich für 24 Stunden nichts zu sich genommen werden sollte, was auch nur ansatzweise Kalorien beziehungsweise Kohlehydrate enthält. Hierbei empfiehlt es sich meist, dass die Fastentage auf jene Tage gelegt werden, an denen man nicht in vollem Umfang oder gar nicht arbeiten muss. Wer also beispielsweise am Freitag nur bis Mittag arbeiten muss, kann die beiden Fastentage auf den Freitag und den Sonntag verlegen, ohne zu viel Power zu verlieren, was die Arbeit beeinträchtigen könnte. Wenn Sie Ihr Idealgewicht vielleicht schon erreicht haben, dann genügt bei dieser Variante auch nur ein Tag, an dem für 24 Stunden gefastet wird.

Wer vielleicht einen sehr abwechslungsreichen beziehungsweise unregelmäßigen Alltag hat und nicht immer Zeit zum Mittagessen oder so findet, der kann das Ganze auch nach dem „**Zufallsprinzip**" handhaben. Das bedeutet, dass Sie vielleicht an dem einen Tag das Frühstück ausfallen lassen und an dem anderen, an welchem vielleicht gerade ein wichtiges Meeting auf dem Plan steht, das Mittagessen. Wichtig ist dabei jedoch immer, ebenso wie bei den anderen Varianten, dass es eine ausgewogene und gesunde Ernährung ist, die auf den Teller kommt.

Der **20/4** Rhythmus ist manchen unter Ihnen vielleicht aus der Warrior-Diät nach Ori Hofmekler bekannt. Dabei beträgt das Zeitfenster, in welchem man seine Mahlzeiten einnimmt nur 4 Stunden.

Bei der **36/12** Variante, der sogenannten „Alternate Day Fasting“ wechseln sich die Fastentage mit den Tagen, an denen man normal essen kann, ab. Das heißt, dass man beispielsweise am Montag zwischen 8 und 20 Uhr drei Mahlzeiten einnimmt, dann über den gesamten Mittwoch hinweg bis zum Donnerstag 8 Uhr fastet. Danach beginnt der Rhythmus von neuem.

Was ist die richtige Menge an Kalorien beim Kurzzeitfasten?

Prinzipiell muss man nun nicht ständig Kalorien zählen, wenn man sich dem Kurzzeitfasten verschreibt. Doch nachdem wir nun wissen, dass man auch beim Intermittierenden Fasten nicht hemmungslos die leckeren Kalorienbomben vertilgen sollte, vor allem, wenn man durch diese Ernährungsweise an Pfunden verlieren will, sollte man sich schon ein wenig an die Richtlinie von 1500 kcal pro Tag halten. Aus der Erfahrung heraus kann man davon ausgehen, dass es dem Gewichtsverlust durchaus zuträglich ist, wenn man pro Mahlzeit zwischen 250 und maximal 400 kcal zu sich nimmt. Allerdings muss man an dieser Stelle darauf verweisen, dass es von Mensch zu Mensch unterschiedlich ist. Wir sind schließlich nicht alle gleich. Wer also dazu neigt, recht gern große Portionen zu essen oder gegenteilig eher zu kleine Mahlzeiten isst, der sollte sich gerade am Anfang mit den Kalorien auseinandersetzen, die in der jeweiligen Mahlzeit enthalten sind. In jedem Fall sollten Sie sich vor Augen führen, dass die Zufuhr von zu wenigen Kalorien durchaus nachteilig sein kann. Bei manchen Menschen kann das sogar zu einer Gewichtszunahme führen, denn nicht immer ist weniger mehr.

Für Anfänger, die ohnehin langsam sich und ihren Körper an das Kurzzeitfasten heranführen sollten, bietet sich beispielsweise die 16/8- Variante oder die 14/10-Variante an. Dabei werden 16 oder 14 Stunden gefastet (am besten und am einfachsten über Nacht), während in den anderen Stunden die Nahrung zu sich genommen wird. Dabei wird es Ihnen passieren, dass Sie hin und wieder das Gefühl haben, an Hunger zu leiden. Doch das geht vorüber, und dann werden Zeiten kommen, an denen Ihnen die 1500 kcal, die sie über die 8 oder 10 Stunden verteilt zu sich nehmen, durchaus reichen.

Bedenken Sie aber bei der Zuführung und Berechnung der Kalorien immer auch die Getränke. Trinken Sie zum Beispiel Ihren Kaffee mit Milch? Dann nehmen Sie Kalorien zu sich. Oder trinken Sie am Tag gern einmal eine Limonade oder ein Wasser mit Geschmack? Dann nehmen Sie Kalorien zu sich. Während Ihrer persönlichen Fastenzeit sollten Sie dann auch nur Wasser trinken. Das heißt, wenn Sie in der Nacht Durst haben, dann trinken Sie wirklich nur, was keine Kalorien enthält.

Was hat das Gefühl und die Selbstbeobachtung mit dem Kurzzeitfasten zu tun?

In Bezug auf das eigene Gefühl ist hier zunächst einmal jenes gemeint, mit dem der Körper auf die Essensrationen reagiert. Lassen Sie ruhig das Bauchgefühl entscheiden, ob Sie noch hungrig sind. Damit wären wir auch schon bei der Selbstbeobachtung, zu welcher natürlich auch gehört, dass man herausfindet, ob die zugeführte Energiemenge ausreichend ist. Das kann durchaus von Tag zu Tag unterschiedlich sein.

Generell kann man aber sagen, dass jene Menschen, die sich langsam an das Kurzzeitfasten herantasten und ihren Körper langsam und schrittweise an den veränderten Stoffwechsel heranführen, recht schnell über ein gutes Körpergefühl verfügen, auf das sie unproblematisch hören können und dürfen.

Bevor Sie aber überhaupt in das Kurzzeitfasten einsteigen, sollten Sie sich und Ihr Essverhalten genau unter die Lupe nehmen. Was essen und trinken Sie wann und wieviel? Wie fügen sich Ihre Mahlzeiten in Ihren Tagesablauf ein? Gibt es Zeiten in Ihrem Alltag, in denen Sie üblicherweise Hunger verspüren, aber keine Gelegenheit zum Essen haben? Oder naschen Sie den Hunger oftmals weg? Diese und viele anderen Fragen sollten Sie sich zunächst ganz ehrlich beantworten, bevor Sie sich dazu entscheiden, mit welcher Variante Sie ins Intermittierende Fasten einsteigen.

Beobachten Sie sich auch in der Anfangsphase ganz genau. Wie bekommen Ihnen die konsequenten Fastenzyklen? Welche Lebens- und Nahrungsmittel helfen Ihnen am besten über den Tag oder die Fastenzeit? Ist die gewählte Kalorienmenge immer ausreichend oder nicht? Führen Sie vielleicht ein Ernährungstagebuch. Das wird Ihnen behilflich sein, sich und Ihren Körper komplett auf die neue Ernährungsform einzustellen. Letztendlich hilft die genaue Selbstbeobachtung aber auch dabei, ein gesundes Körpergefühl zu entwickeln, welches Ihnen dann im weiteren Verlauf von ganz alleine die jeweilige Richtung angibt.

Welche Fehler kann man beim Kurzzeitfasten begehen?

Eigentlich gibt es nicht allzu viele Fehler, die man beim Kurzzeitfasten machen kann. Doch eben diese wenigen Fehler können dazu führen, dass das Ernährungskonzept bei Ihnen vielleicht nicht aufgeht.

1. Halten Sie je nach gewählter Variante die Fastenzeiten ebenso konsequent ein, wie die Zeiten, in denen Sie Nahrung aufnehmen. Natürlich können Sie die Variante wechseln, wenn Sie merken, dass die erste ausgewählte Variation doch nicht so gut in Ihren Alltag passt.

2. Übertreiben Sie es mit der Kalorienzufuhr während der Essenszeiten nicht. Achten Sie trotzdem darauf, sich sowohl abwechslungsreich und gesund und in Maßen zu ernähren. Gehen Sie gegen eventuelle Heißhungerattacken an.

3. Nehmen Sie täglich bis zu 1500 kcal oder eben 80% der benötigten Kalorien zu sich. Nicht weniger!

4. Sättigen Sie sich nicht zwischendrin mit Fast Food oder Süßigkeiten. Die sind auch beim Kurzzeitfasten nicht sonderlich gesund.

5. Wählen Sie nicht zu lange Phasen des Fastens. Gehen Sie vor allem zu Beginn das Ganze langsam und mit Geduld an. Überlasten Sie also Ihren Körper nicht!

6. Die sportlichen Einheiten pro Tag sollten nicht in die Phase der Nahrungsaufnahme, sondern immer in die Fastenzeit legen.

Welche Vorteile bietet das Kurzzeitfasten?

Die Vorteile des Intermittierenden Fastens liegen eigentlich klar auf der Hand und sind schnell benannt:

- weniger Erkrankungen des Herz-Kreislauf-Systems
- weniger Erkrankungen an Depressionen
- verbesserte Fettverbrennung
- optimierter Muskelaufbau
- kein erhöhter Blutdruck
- Stärkung des Immunsystems und des allgemeinen Wohlbefindens
  erhöhte Ausschüttung an Wachstumshormonen
- gesteigerte Flexibilität und Leistungsfähigkeit sowie verbesserter Konzentration
- erhöhte Energie
- höhere Lebenserwartung
- Entgiftung des gesamten Organismus
- Reduktion von altersbedingten und degenerativen Erscheinungen wie beispielsweise Krebs, Diabetes, Alzheimer und Herzinfarkten
- allgemeine Milderung von Entzündungsherden und deren Entstehung
- Reduktion von oxidativen Schäden, die durch unsere Nahrung und Umwelteinflüsse entstehen können

Zuzüglich zu diesen Vorteilen kann man aber auch die Freiheit nennen, wobei damit vor allem die Art von Freiheit gemeint ist, welche durch die allgemeine Beibehaltung der gewohnten Nahrungsaufnahme, dem zumeist unnötigen Kalorienzählen sowie der Alltagstauglichkeit entsteht.

Was gibt es sonst zu beachten?

Risiken beim Kurzzeitfasten entstehen vornehmlich dann, wenn man die wenigen möglichen Fehler begeht, wie zum Beispiel den Heißhungerattacken zu erliegen oder viel zu wenig Energie mit der Nahrung zuzuführen.

Doch es wäre natürlich vermessen, an dieser Stelle zu behaupten, dass es keine Nachteile beim Kurzzeitfasten gibt. Allerdings sind Hunger, Kalorienüberschuss und auch schlechte oder keine Ergebnisse aufgrund einer falschen Anwendung nicht wirkliche Nachteile, sondern vielmehr Fehler, die man begehen kann. Der einzige wirklich nennenswerte Nachteil beim Intermittierenden Fasten ist wohl der unangenehme Hunger, den man vor allem in der Eingewöhnungsphase oder auch bei der 5:2 Methode verspürt. Doch diesen Hunger, der in diesem fall eigentlich nur eine Begleiterscheinung ist, kann man mit Tee oder einer klaren Gemüsebrühe zum Beispiel umgehen beziehungsweise dezimieren.

Wer sich also bestens im Griff hat und diszipliniert am Kurzzeitfasten festhält, der wird sich am Ende nur Gutes tun und weniger Nachteile verspüren.

3. Die größten Mythen im Zusammenhang mit dem Kurzzeitfasten

Mythen sind oftmals dazu da, unwissende Menschen in Angst zu versetzen. Auch in Bezug auf das Kurzzeitfasten haben sich im Laufe der Zeit Mythen in den Köpfen festgesetzt, die sich aber nachgewiesenermaßen nicht bestätigen lassen. Wir räumen mit den größten Mythen auf, die man immer wieder im Zusammenhang mit dem Kurzzeitfasten vernehmen kann.

Letztendlich müssen Sie aber ohnehin für sich den besten Weg herausfinden, damit Sie das Kurzzeitfasten sinnvoll in Ihren Alltag integrieren können.

Kurzzeitfasten lässt die Muskeln schwinden

Unser menschlicher Körper ist von Beginn an darauf ausgelegt, dass er selbst in schwierigen Zeiten auf die veränderte Situation einstellen kann. Das bedeutet also, dass der menschliche Körper im Verlauf der Evolution einen Schutzmechanismus aufgebaut hat, der auch bei Fastenzeiten keine Muskeln schwinden lässt. Das liegt an unserem körpereigenen Speicher von Aminosäuren, der dafür Sorge trägt, dass auch bei wenig Nahrung und eines damit verbundenen Eiweißmangels immer noch genügend Baustoffe in unsere Muskeln gelangt. Wenn man also bedenkt, dass man beim Intermittierenden Fasten in der Regel für maximal 24 Stunden auf Nahrung verzichtet, so können unsere gespeicherten Aminosäuren in dieser Zeit unsere Muskeln ausreichend versorgen.

Darüber hinaus reagiert unser Körper auf einen zeitlich begrenzten Nahrungsentzug mit einer weiteren Schutzmaßnahme. Er stellt Energie bereit, welche er aus unserem Körperfett entnimmt. Das heißt im Klartext, dass wir im Laufe unseres Kurzzeitfastens immer mit genügend Power im Alltag oder auch im Training agieren können.

Durch das Kurzzeitfasten verlangsamt sich der Stoffwechsel

Hierzu muss man ein ganz klares „Nein“ sagen, denn gerade beim Kurzzeitfasten kann der Stoffwechsel durch die kurzen Fastenzeiten durchaus angeregt werden. Im Gegenzug wird der Stoffwechsel durch häufigere Mahlzeiten aber auch nicht beschleunigt, denn man kann den Körper nicht dadurch austricksen, indem man die Anzahl der Mahlzeiten verändert. Unserem Körper ist es letztendlich vollkommen egal, ob wie 3, 5 oder gar 6 Mal am Tag etwas essen. Ausschlaggebend ist, dass unsere Körper Energie benötigt, um Energie zu verdauen und zu absorbieren. Die Menge an Energie, die er dafür benötigt und anwendet steht dabei in einem direkten proportionalen Zusammenhang zur Kalorien- und Nährstoffmenge, die wie bei den Mahlzeiten zu uns genommen haben. Das bedeutet: Je mehr Kalorien und Nährstoffe wir zu uns nehmen, desto mehr muss unser Körper in der gleichen Menge Energie dazu aufwenden, um alles zu verdauen und zu absorbieren.

Der Verzicht auf Frühstück macht dick

Immer dann, wenn wir keine Nahrung zu uns nehmen, wird Glykogen aus der Leber verbraucht. Das bedeutet, dass wir zum Beispiel am Morgen nach dem Aufstehen eine gesteigerte Insulinsensivität verzeichnen können, da über die Nachtstunden (in der Regel 8 bis 10 Stunden) der gesamte Glykogenspeicher aufgebraucht ist. Doch das ist nur ein kurzer Zeitraum, der aber in diesem Fall nichts mit unserem Gewicht oder unserer Körperfülle zu tun hat.

Weniger Appetit durch viele kleinere Mahlzeiten

Das mag im ersten Moment vielleicht logisch klingen, doch dem ist überhaupt nicht so. Ganz im Gegenteil! Wer viele kleine Mahlzeiten am Tag zu sich nimmt, wird nicht nur schneller Hunger bekommen, sondern definitiv auch mehr Appetit. Viel besser kann man den Appetit unter Kontrolle bekommen, in dem man darauf achtet, die Mahlzeitenverteilung und die Proteinzufuhr normal zu verteilen.

Durch das Kurzzeitfasten erhöht sich der Cortisolspiegel

Das Cortisol ist ein Steroidhormon, welches den Blutdruck aufrecht erhält, unser Immunsystem reguliert und maßgeblich daran beteiligt ist, das Eiweiß, Glukose und Fette abgebaut werden.

Der Cortisolspiegel sollte morgens leicht angestiegen sein, denn dadurch kommen wir überhaupt aus dem Bett. Wenn dieser Spiegel beispielsweise zu niedrig ist, dann fühlen wir uns niedergeschlagen und bleiben lethargisch und unter Umständen mit Depressionen im Bett liegen.

Cortisol steigert also unsere Leistungsfähigkeit. Doch das Kurzzeitfasten hat keinerlei Auswirkungen auf diesen Cortisolspiegel. Er wird auch bei diesem Ernährungskonzept immer seinem typischen Tagesrhythmus unterliegen, bei welchem er seine Spitze am Morgen gegen 8 Uhr hat und am Abend wieder absinkt.

Frühstücke wie ein Kaiser und esse zu Abend wie ein Bettelmann!

Jeder von uns kennt das alte Sprichwort. Es resultiert in erster Linie daraus, dass viele Menschen der Meinung sind, dass man abends weniger oder gar keine Kohlehydrate zu sich nehmen sollte beziehungsweise nicht zu spät essen sollte. Doch in wissenschaftlichen Studien wurde schon mehrmals nachgewiesen, dass man auf diese Weise zwar schneller an Gewicht verliert, allerdings auch an Muskelmasse. Hingegen haben Probanden, welche später am Abend gegessen haben oder auch reichlich Kohlehydrate zu sich genommen haben, die größere Fettabnahme verbuchen können.

3. Kurzzeitfasten: Die 14 Tage Challenge

Die nachfolgend bereitgestellten Rezepte dienen in erster Linie der kulinarischen Anregung. Auf Grund dessen, dass man beim Kurzzeitfasten weniger auf die Kalorienzahl achten muss, als bei anderen Diäten und Ernährungskonzepten, könnten Sie grundsätzlich nämlich alles essen, worauf Sie Lust und Laune haben. Allerdings ist es wie immer: Man sollte alles in Maßen genießen. Von daher sind in erster Linie Rezepte angeführt, die pro Portion die 300 kcal nicht wirklich überschreiten. So können Sie pro Tag rund 1500 kcal über die Nahrung zu sich nehmen, ohne ein schlechtes Gewissen haben zu müssen. Vielleicht sind es an einem Tag auch einmal nur 1200 kcal. Hier haben Sie fast 100 Rezepte, mit denen Sie bis zum 30 Tage intermittierend Fasten können.

Nun liegt es an Ihnen, Ihre 14 Tage Herausforderung anzugehen.

Es wird sich lohnen. Und danach müssen Sie auf jeden Fall einige neue Hosen kaufen.

Wenn man nun bedenkt, dass man beim Kurzzeitfasten nur über einen gewissen Zeitraum Kalorien zu sich nimmt, so ist das eine recht gut Richtlinie für Sie, denn Sie dürfen natürlich auch nicht die in Getränken enthaltenen Kalorien vergessen, die unter Umständen zu Buche schlagen könnten. Das beginnt also schon beim morgendlichen Muntermacher, dem Kaffee. Sofern Sie ihn mit Milch trinken, nehmen Sie also Kalorien zu sich.

Ebenso verhält es sich in der Zeit, in welcher Sie fasten. Wenn also Ihre persönliche Fastenzeit am Abend nach dem Essen beginnt und bis zum nächsten Vormittag anhält, so sollten Sie in dieser Zeit beispielsweise nur Wasser trinken, da dies keine Kalorien enthält.

Frühstück

Gerade wenn Sie schon sehr früh in die Arbeit müssen, sollten Sie sich unter Umständen Ihr Frühstück vorbereiten, so dass Sie es nur aus dem Kühlschrank nehmen müssen. Andererseits ist es immer besser, wenn Sie sich Ihr Frühstück immer ganz frisch zubereiten. So gehen keine Nährstoffe verloren.

Manches der aufgeführten Rezepte lässt sich aber durchaus auch mit dem einen oder anderen aus der Sparte des Abendessens austauschen.

Papaya mit körnigem Frischkäse (1 Portion)

Zutaten

- 100 g Papaya
- 200 g körniger Frischkäse
- 2 Stiele Zitronenmelisse
- 1 TL Mineralwasser
- 1 TL Zitronensaft

Zubereitung

1. Entfernen Sie zunächst die Kerne aus der Papaya.

2. Schälen Sie nun das Fruchtfleisch und schneiden Sie es in Würfel.

3. Mischen Sie den Frischkäse nun mit der Papaya.

4. Zupfen Sie die Blättchen von einem Stiel der Melisse und hacken Sie diese grob.

5. Mischen Sie nun die Melisse, das Mineralwasser und den Zitronensaft unter die Papaya-Frischkäse-Masse und garnieren Sie das Ganze mit einigen Blättern der Melisse, bevor Sie servieren.

Nährwert p. Port.: 220 kcal

Frischkäse-Knäckebrot mit Lachsschinken (1 Portion)

Zutaten

- 150 g körniger Frischkäse (0,8 % Fett)
- 2 Scheiben (à 10 g) Knäckebrot
- 50 g Salatgurke
- 6 dünne Scheiben (à 10 g) Lachsschinken
- 1 EL Kresse
- grob gemahlener, bunter Pfeffer

Zubereitung

1. Verteilen Sie den Frischkäse auf beide Scheiben Knäckebrot.
2. Schneiden Sie die Gurke in Scheiben, halbieren Sie diese und legen Sie sie auf den Käse.

3. Nun rollen Sie den Lachsschinken zu dekorativen Röllchen und bringen ihn ebenfalls auf das Knäckebrot.

4. Zum Schluss bestreuen Sie das Frühstücksbrot mit der gehackten Kresse und dem Pfeffer, bevor Sie servieren.

Nährwert p. Port.: 230 kcal

Frühstücks-Smoothie (4 Portionen)

Zutaten

- 50 g Baby-Blattspinat
- 1 Spalt (ca. 400 g) Ananas
- 1/2 Mango (ca. 300 g)
- 150 g Blaubeeren
- 125 g Himbeeren
- 500 ml Buttermilch
- 4 TL Leinsamen

Zubereitung

1. Waschen Sie den Spinat und lassen Sie ihn abtropfen.

2. Putzen Sie die Ananas und schneiden Sie 8 Scheiben davon ab, für die spätere Garnierung. Den Rest der Ananas schälen Sie und schneiden sie ihn kleine Stücke.

3. Nachdem Sie die Mango geschält haben, entfernen Sie den Kern und schneiden das Fruchtfleisch klein.

4. Geben Sie nun Früchte, Spinat und Buttermilch in den Mixer und pürieren Sie das Ganze, bis eine cremige Konsistenz erreicht ist.

5. Füllen Sie den Frühstücks-Smoothie in Gläser, geben Sie den Leinsamen obenauf und garnieren Sie mit den Ananasscheiben und einigen Beeren.

Nährwert p. Port.: 160 kcal

Herzhaftes Schlank-Sandwich (1 Portion)

Zutaten

- 1 Ei (Größe S)
- 1/2 TL Halbfettmargarine
- 1 TL Schnittlauchröllchen
- 1/2 TL grober Senf
- 40 g Salatgurke
- 2 Scheiben (à 40 g) Roggenvollkornbrot
- 40 g Kochschinken, hauchdünn geschnitten

Zubereitung

1. Kochen Sie das Ei zunächst für ca. 10 Minuten.

2. Mischen Sie mit einer Gabel den Schnittlauch, die Margarine und den Senf.

3. Schneiden Sie die Salatgurke und das hartgekochte Ei in sehr dünne Scheiben.

4. Bestreichen Sie nun die Brotscheiben mit der Margarine-Cremé.

5. Verteilen Sie nun Schinken, Ei und Gurke auf einer Scheibe Brot.

6. Zum Schluss legen Sie die zweite Scheibe Brot oben auf und teilen das Sandwich diagonal.

Nährwert p. Port.: 300 kcal

Obstsalat mit Pistazienkernen und Ahornsirup (4 Portionen)

Zutaten

- 1 Apfel
- 2 n
- Saft von 1/2 Zitrone
- 1/4 Papaya (ca. 250 g)
- 1/4 Ananas (ca. 250 g)
- 1 Kaki-Frucht
- 20 g Pistazienkerne
- 4 TL Ahornsirup

Zubereitung

1. Schneiden Sie zunächst den gewaschenen und entkernten Apfel in kleine Würfel und die geschälte Banane in Scheiben.
2. Geben Sie das Obst in eine Schale und beträufeln es mit dem Zitronensaft.

3. Lösen Sie mit einem Löffel die Kerne aus der geschälten Papaya und schneiden Sie das Fruchtfleisch erst in acht Stücke und dann in Scheiben.

4. Ananas und Kaki werden ebenfalls geschält und in Stücke geschnitten.

5. Zerkleinern Sie die Pistazienkerne in einem Mörser.

6. Vermischen Sie das gesamte Obst untereinander.

7. Geben Sie vor dem Servieren den Ahornsirup über den Obstsalat und bestreuen ihn zum Schluss mit den gemahlenen Pistazienkernen.

Nährwert p. Port.: 150 kcal

Gesundes Vollkornbrötchen mit Sprossen (1 Portion)

Zutaten

- 1 Vollkornbrötchen
- 2 EL (à 20 g) Frischkäsezubereitung (5% Fett)
- 5 Radieschen
- 30 g Radieschensprossen
- Salz

Zubereitung

1. Halbieren Sie zunächst das Vollkornbrötchen und bestreichen beide Seiten mit Frischkäse.

2. Danach schneiden Sie die gewaschenen Radieschen in dünne Scheiben.

3. Lassen Sie die gespülten Radieschensprossen gut abtropfen.

4. Belegen Sie nun eine Seite des Vollkornbrötchens mit Radieschenscheiben und Sprossen, würzen Sie etwas mit Salz und bedecken alles mit der anderen Hälfte des Brötchens.

Nährwert p. Port.: 190 kcal.

Birnenjoghurt mit Haselnussblättchen (1 Portion)

Zutaten

- 1 Birne (125 g)
- 6 EL (à 20 g) fettarmer Joghurt
- 1 EL (20 g) flüssiger Honig
- 1 TL (5 g) Haselnussblättchen
- Melisse zum Verzieren

Zubereitung

1. Entfernen Sie aus der gewaschenen und geviertelten Birne das Kerngehäuse, bevor Sie sie in Stücke schneiden.

2. Verrühren Sie den Joghurt mit dem Honig und den Birnenstücken.

3. Rösten Sie die Haselnussblättchen in einer Pfanne ohne Fett goldbraun an und lassen Sie diese dann abkühlen.

4. Träufeln Sie auf die Schale mit dem Birnenjoghurt noch etwas Honig und bestreuen Sie das Ganze mit den Haselnussblättchen.

5. Verzieren Sie den Joghurt mit Melisse, bevor Sie servieren.

Nährwert p. Port.: 200 kcal.

Joghurt-Müsli mit Dinkel und Apfel (1 Portion)

Zutaten

- 50 g Dinkelflocken
- 1/2 TL Sesamsaat
- 1/2 Apfel
- 1 TL Sultaninen
- 1 EL fettarmer Joghurt
- 1 TL Honig

Zubereitung

1. Rösten Sie zunächst die Dinkelflocken und den Sesam in einer Pfanne ohne Fett ca. 5 Minuten an und lassen Sie es dann auf einem Teller abkühlen.

2. Viertel Sie nun den Apfel, entfernen Sie das Kerngehäuse und legen Sie eine schmale Apfelspalte zur Seite. Die anderen Apfelspalten schneiden Sie in Würfel.

3. Geben Sie nun die Sultaninen und Apfelwürfel in die Pfanne. Gießen Sie die Mischung mit 4 EL Wasser an und lassen Sie das Ganze für ca. 5 Minuten in der geschlossenen Pfanne quellen. Danach abkühlen lassen.

4. Vermischen Sie nun die Dinkelflocken, den Sesam, die Sultaninen und die Apfelstücke in einer Schale zu einem Müsli und heben Sie den Joghurt unter.

5. Beträufeln Sie nun alles noch mit ein wenig Honig und verzieren Sie das Joghurt-Müsli mit der Apfelspalte, bevor Sie servieren.

Nährwert p. Port.: 270 kcal.

Fruchtiges Frühstücks-Toast (1 Portion)

Zutaten

- 1 EL (20 g) fettarmer Frischkäse (0,2 % Fett)
- 1/2 TL Honig
- 1 Prise Zimt
- 1/4 Nektarine
- 2 Scheiben (à 30 g) Vollkorntoastbrot
- 1 EL (20 g) Frischkäse mit Schokolade
- 1/2 kleine Banane (50 g)

Zubereitung

1. Verrühren Sie den Frischkäse zunächst mit Honig und Zimt.

2. Schneiden Sie die Nektarine in Scheiben und toasten Sie das Toastbrot.

3. Bestreichen Sie einen Toast mit der Frischkäsemasse und belegen Sie diese mit den Nektarinenscheiben.

4. Schneiden Sie nun die Banane in Scheiben.

5. Bestreichen Sie den zweiten Toast mit dem Schoko-Frischkäse und belegen Sie ihn mit den Bananenscheiben.

Nährwert p. Port.: 290 kcal.

Leichtes Schlemmer-Frühstück (1 Portion)

Zutaten

- 1/2 rote Paprikaschote
- 1 Vollkornbrötchen
- 1 TL Halbfettbutter
- 3 Scheiben fettarmer Camembert
- 1 EL Kirsch-Konfitüre
- 1 Kiwi

Zubereitung

1. Schneiden Sie die Paprika in Streifen.

2. Halbieren Sie das Brötchen und bestreichen Sie es mit Butter.

3. Belegen Sie nun die eine Hälfte mit dem Camembert.

4. Bestreichen Sie die andere Hälfte des Brötchens mit der Konfitüre.

5. Halbieren Sie die Kiwi und garnieren Sie damit und mit den Paprikastreifen den Teller, auf welchem Sie die beiden Hälften des Vollkornbrötchens angerichtet haben.

Nährwert p. Port.: 290 kcal.

Power-Smoothie (4 Portionen)

Zutaten

- 3 Äpfel (z. B. Gala)
- 2 kleine Bananen
- 100 ml Apfelsaft
- 150 g Molke
- Kokoschips zum Bestreuen

Zubereitung

1. Schneiden Sie die geviertelten und entkernten Äpfel in Stücke.

2. Spießen Sie 12 Apfelstücke auf 4 kleine Spieße.

3. Schneiden Sie die Banane in Stücke und geben Sie diese gemeinsam mit den übrigen Apfelstücken, der Molke und dem Apfelsaft in Mixer. Pürieren Sie das Obst.

4. Füllen Sie den Smoothie nun in Gläser, bestreuen Sie ihn mit den Kokoschips und garnieren Sie die Gläser mit den Apfelspießen, bevor Sie servieren.

Nährwert p. Port.: 140 kcal.

Knackiges Roggenbrötchen (1 Portion)

Zutaten

- 2 Blätter grüner Salat (z. B. Endivie)
- 2 Radieschen
- 1 Roggenbrötchen (à ca. 80 g)
- 1/2 EL (15 g) Magerquark
- 1 Scheibe (30 g) fettreduzierter Goudakäse (17 % Fett)
- 10 g Alfalfasprossen

Zubereitung

1. Salat und Radieschen waschen.

2. Zupfen Sie den Salat klein und schneiden Sie die Radieschen in dünnen Scheiben.

3. Schneiden Sie das Brötchen auf und bestreichen Sie die untere Hälfte mit dem Quark.

4. Halbieren Sie die Käsescheibe.

5. Belegen Sie die bestrichene Hälfte mit Salat, Käse und Radieschen.

6. Bestreuen Sie das ganze nun mit den Sprossen, bevor Sie die obere Hälfte des Brötchens darauf setzen.

Nährwert p. Port.: 300 kcal.

Schinkenbrot mit Kresse und Meerrettich (1 Portion)

Zutaten

- 2 EL (à 20 g) Frischkäse mit Joghurt (13,5 % Fett)
- 1 TL (8 g) Meerrettich
- 1 Scheibe (40 g) Vollkornbrot
- 3 Scheiben (à 10 g) Lachsschinken (ohne Fettrand)
- 1/4 Beet Kresse

Zubereitung

1. Verrühren Sie den Frischkäse mit dem Meerrettich und bestreichen Sie damit das Vollkornbrot.

2. Belegen Sie nun das Brot mit dem Lachsschinken und bestreuen Sie alles mit frischer Gartenkresse.

Nährwert p. Port.: 200 kcal.

Käse-Vollkorn-Sandwich (1 Portion)

Zutaten

- 1 Salatblatt (Pflücksalat)
- 2 Radieschen
- 1/4 Beet Kresse
- 2 Scheiben Vollkornbrot mit Sesam (à ca. 35 g)
- 1 TL Butter
- 2 Scheiben Bärlauchkäse (à ca. 20 g)

Zubereitung

1. Salat, Radieschen und frische Kresse waschen und abtropfen lassen.

2. Schneiden Sie die Radieschen in feine Scheiben.

3. Bestreichen Sie das Vollkornbrot mit der Butter.

4. Belegen Sie eine Scheibe Brot mit Salat, Radieschen, Käse und Kresse.

5. Die zweite Scheibe Brot obenauf legen und das Sandwich diagonal teilen, bevor Sie es servieren.

Nährwert p. Port.: 340 kcal.

Erdbeer-Joghurt mit gerösteten Mandelblättchen (1 Port.)

Zutaten

- 1 TL gehobelte Mandeln
- 100 g Erdbeeren
- 200 g Magermilch-Joghurt
- 1/2 TL Zucker

Zubereitung

1. Rösten Sie die Mandeln in einer Pfanne ohne Fett an und nehmen Sie sie dann heraus.

2. Waschen und putzen Sie die Erdbeeren, schneiden Sie sie anschließend in kleine Würfel.

3. Vermischen Sie Joghurt, Zucker und Erdbeeren in einer Schüssel und bestreuen Sie alles mit den gerösteten Mandeln.

Nährwert p. Port.: 150 kcal.

Apfel-Karotten-Drink mit Buttermilch

Zutaten

- 6 cl Apfelsaft
- 2 cl Karottensaft
- 4 cl Buttermilch
- 2 Eiswürfel
- Minzeblatt
- Wasser

Zubereitung

1. Vermischen Sie Apfel- und Karottensaft, geben Sie die Buttermilch hinzu.

2. Nun gießen Sie alles durch ein Sieb, füllen den Drink mit 12 cl Wasser auf und rühren um.

3. Geben Sie zum Schluss die Eiswürfel hinzu und garnieren Sie den Drink mit dem Minzeblatt.

Magenfreundliche Hafersuppe (1 Portion)

Zutaten

- 2 EL geschroteten Hafer
- Obst- oder Gemüsesaft
- frische Kräuter

Zubereitung

1. Geben Sie den geschroteten Hafer in ½ Liter Wasser und lassen Sie ihn 5 Minuten kochen.

2. Danach lassen Sie das ganze 10 Minuten ziehen, bevor Sie die Hafersuppe durch ein Sieb abtropfen lassen.

3. Würzen Sie die Hafersuppe mit frischen Kräutern bzw. mit Obst- oder Gemüsesaft.

Anmerkung

Die festen Bestandteile werden bei dieser Verarbeitung ausgesiebt und es entsteht eine Suppe von sämiger Konsistenz. Diese bildet einen Schutzfilm, die sich schonend über die Magen- und Darmschleimhäute legt. Sehr verträglich bei besonderer Empfindlichkeit gegen Säure.

Exotisches Müsli (2 Portionen)

Zutaten

- 1 kleine Papaya
- 1 Kiwi
- 1 nicht zu reife Kaki
- 100 g Kokosmüsli (Fertigprodukt)
- 200 ml Kokoswasser (Tetra-Pack)

Zubereitung

1. Halbieren Sie zunächst die Papaya, entfernen Sie die Kerne mit einem Löffel und schälen Sie die Papaya. Das Fruchtfleisch wird fein gewürfelt.

2. Die Kiwi wird mit dem Sparschäler geschält und das Fruchtfleisch klein gewürfelt.

3. Waschen Sie die Kaki, schneiden Sie den Stielansatz heraus und würfeln Sie das Fruchtfleisch.

4. Geben Sie nun das Müsli und die Früchte in Schalen und übergießen Sie alles mit dem Kokoswasser.

Nährwert p. Port.: 282 kcal

Ziegenkäse-Sandwich (2 Portionen)

Zutaten

- 1 EL Preiselbeeren (aus dem Glas)
- 2 TL Dijonsenf
- ½ Chicorée
- 3 Blätter Friséesalat
- 4 Scheiben Vollkorntoast
- 4 Scheiben Ziegengouda (oder anderer herzhafter Käse nach Belieben)

Zubereitung

1. Verrühren Sie zunächst Preiselbeeren mit dem Dijonsenf.

2. Putzen Sie den Chicorée und Friséesalat (waschen und trockenschleudern). Zupfen Sie alles in mundgerechte Stücke.

3. Bestreichen Sie nun die 2 Brotscheiben mit der Hälfte des Preiselbeersenfs einseitig und legen Sie die Salatblätter darauf, bevor Sie auch den Käse auflegen.

4. Die anderen Brotscheiben bestreichen Sie mit dem restlichen Senf und legen sie als Deckel auf.

5. Zum Mitnehmen wickeln Sie die Tramezzini in Klarsichtfolie und stellen sie bis zum Verzehr kalt. Sollen sie gleich gegessen werden, einmal halbieren und auf Teller geben.

Nährwert p. Port.: 282 kcal

Sellerie-Sticks mit Thunfischcreme (4 Portionen)

Zutaten

- 3 Stangen zarter Staudensellerie (ca. 200 g)
- 3 Frühlingszwiebeln
- 200 g Thunfisch naturell (Abtropfgewicht, Dose)
- 2 EL Kapern (Glas)
- ½ Zitrone
- 100 g Frischkäse (13 % Fett)
- 5 EL Joghurt (0,3 % Fett)
- Salz
- Pfeffer
- 1 TL rosa Pfeffer

Zubereitung

1. Waschen und entfädeln Sie zuerst den Sellerie. Breite Stangen werden der Länge nach halbiert und anschließend alle Stangen in 5-6 cm lange Sticks geschnitten. Bis zur Verwendung, höchstens jedoch 2 Stunden, die Selleriestangen in kaltes Wasser legen.

2. Schneiden Sie die Frühlingszwiebeln in feine Ringe.

3. Lassen Sie nun den Thunfisch und die Kapern abtropfen, dann mischen Sie beides in einer Schüssel mit den Frühlingszwiebeln.

4. Pressen Sie die Zitrone aus und mischen Sie sie mit dem Frischkäse, Joghurt und 1 EL Zitronensaft in einer kleinen Schüssel.

5. Schmecken Sie alles mit Salz und Pfeffer ab.

6. Heben Sie nun die Frischkäsemischung unter den Thunfisch und schmecken Sie erneut ab, bevor Sie alles mit dem rosa Pfeffer garnieren.

7. Lassen Sie die Sellerie-Sticks gut abtropfen oder tupfen Sie sie trocken, bevor Sie diese mit der Thunfischcreme zum Dippen servieren.

Nährwert p Port.: 155 kcal

Porridge aus Naturreis (4 Portionen)

Zutaten

- 175 g Vollkornreis
- 40 g getrocknete Mango
- 2 EL Bananenchips
- 450 ml Milch (1,5 % Fett)
- 2 Stiele Zitronenmelisse
- 1 EL Ahornsirup
- 1 Msp. Kardamom
- 1 TL Zimt
- 1 EL Kokoschips

Zubereitung

1. Geben Sie in 475 ml kochendes Wasser den Reis hinein und lassen Sie alles bei niedriger Hitze 45 Minuten kochen, bis das Wasser vollständig aufgenommen wurde. (Lässt sich gut am Vortag vorbereiten.)

2. Schneiden Sie die getrocknete Mango klein.

3. Hacken Sie die Bananenchips grob.

4. Geben Sie die Milch in einen Topf, den Reis zugeben und bringen Sie alles zum Kochen. Unter ständigem Rühren bei niedriger Hitze für 5-6 Minuten cremig kochen.

5. Zupfen Sie von der gewaschenen Zitronenmelisse Blättchen ab.

6. Rühren Sie nun die Mango mit Ahornsirup, Kardamom und Zimt unter den Reis und lassen das Ganze für weitere 3 Minuten sanft kochen.

7. Geben Sie nun den Porridge in Schälchen und bestreuen Sie alles mit Bananen- und Kokoschips. Mit der Melisse garnieren und servieren.

Nährwert p Port.: 269 kcal

Räucherforellencreme mit Roggenbrot (6 Portionen)

Zutaten

- 300 g Räucherforellenfilet
- 3 Stiele Petersilie
- ½ Bund Schnittlauch
- 40 g frischer Meerrettich
- 175 g Frischkäse (13 % Fett)
- 3 EL körniger Senf
- Salz
- Pfeffer
- 1 Zitrone
- 6 Scheiben Roggen-Vollkornbrot
- Dill

Zubereitung

1. Befreien Sie die Räucherforellenfilets von den Gräten und zerzupfen Sie den Fisch mit 2 Gabeln. Danach geben Sie ihn in eine Schüssel.

2. Die Petersilie hacken, den Schnittlauch in feine Röllchen schneiden und den Dill grob hacken.

3. Geben Sie nun Petersilie und Schnittlauch zum Fisch.

4. Schälen Sie den Meerrettich und reiben ihn fein.

5. Nun vermengen Sie Fisch, Frischkäse, Meerrettich und Senf und würzen mit Salz, Pfeffer und etwas Zitronensaft.

6. Schneiden Sie das Brot in 2 cm breite Streifen und rösten Sie es unter dem heißen Ofengrill von jeder Seite leicht.

7. Inzwischen füllen Sie die Forellencreme in Schälchen und streuen den Dill darüber.

8. Servieren Sie das knusprige Roggenbrot dazu.

Nährwert p. Port.: 217 kcal

Gurken-Sandwiches (8 Portionen)

Zutaten

- ½ Zitrone
- 250 g Frischkäse (13 % Fett)
- Salz
- Pfeffer
- etwas Worcestersauce
- 150 g Räucherlachs
- 1 kleine Salatgurke (ca. 250 g)
- 2 Stiele Minze
- 8 Scheiben Vollkorn-Sandwichbrot

Zubereitung

1. Pressen Sie zuerst die Zitronenhälfte aus.

2. Verrühren Sie den Frischkäse in einer Schüssel mit 2 TL Zitronensaft, Salz, Pfeffer und einigen Spritzern Worcestersauce zu einer glatten Masse.

3. Schneiden Sie den Lachs in sehr feine Würfel, heben Sie ihn unter den Käse und stellen Sie alles kalt.

4. Schneiden Sie die geschälte Gurke längs in dünne Scheiben.

5. Geben Sie die Gurkenscheiben in eine Schüssel, salzen Sie leicht und lassen Sie die Gurkenscheiben ca. 10 Minuten ziehen, dann gießen Sie das angesammelte Wasser ab.

6. Hacken Sie die Minze und geben Sie sie zu den Gurkenscheiben.

7. Bestreichen Sie nun die Brotscheiben mit der Frischkäsemischung und legen Sie sie nebeneinander auf die Arbeitsfläche.

8. Belegen Sie nun 4 Brotscheiben mit den Gurkenscheiben. Legen Sie die restlichen Brotscheiben als Deckel auf (Frischkäse nach unten) und gut andrücken.

9. Bis zur weiteren Verwendung (maximal 30 Minuten) fest in Klarsichtfolie wickeln. Kurz vor dem Servieren die Sandwiches auspacken. Die Rinden entfernen und die Brote in mundgerechte Stücke schneiden. Mit Zahnstochern fixieren und auf einer Platte servieren.

Nährwert p. Port.: 155 kcal

Obstspieße mit Kokos-Joghurt (8 Portionen)

Zutaten

- ½ Zitrone
- 4 EL Kokosraspel
- 200 g Joghurt (0,3 % Fett)
- 2 EL Ahornsirup
- 1 kg gemischtes Obst der Saison (z.B. Äpfel, Melone, Ananas, Nektarinen etc.)
- etwas Minze zum Garnieren

Zubereitung

1. Pressen Sie zuerst die Zitrone aus.

2. Rösten Sie dann die Kokosraspel in einer Pfanne ohne Fett goldbraun und lassen Sie sie dann auf einem Teller abkühlen.

3. Vermengen Sie nun die Hälfte der Kokosraspel mit Joghurt, 2 TL Zitronensaft und Ahornsirup.

4. Schneiden Sie jetzt alle geputzten und geschälten Obstsorten in mundgerechte Stücke.

5. Das Obst stecken Sie auf die Holzspieße und bestreuen diese Spieße mit den restlichen Kokosraspeln bestreuen.

6. Dann garnieren Sie mit der Minze und servieren die Spieße mit dem Joghurt.

Nährwert p. Port.: 105 kcal

Wildlachs-Tatar (4 Portionen)

Zutaten

- 50 g Puy-Linsen
- 1 Knoblauchzehe
- 1 EL Dijonsenf
- 1 TL flüssiger Honig
- 2 EL Weißweinessig
- Salz
- Pfeffer
- 5 EL Traubenkernöl
- 1 Frühlingszwiebel
- 4 Wachteleier
- ½ rote Zwiebel
- 200 g sehr frisches Wildlachsfilet (Sushi-Qualität)
- ½ kleine Zitrone
- 3 Stiele Dill

Zubereitung

1. Spülen Sie die Linsen unter kaltem Wasser in einem Sieb ab, schälen Sie den Knoblauch und geben Sie beides in etwa 1 l kochendes Wasser. Lassen Sie es bei mittlerer Hitze zugedeckt 15-20 Minuten garen.

2. Inzwischen verrühren Sie Senf, Honig und Essig mit etwas Salz und Pfeffer in einer Schüssel.

3. Geben Sie das Öl, bis auf 1 TL, unter die Senf-Honig-Mischung.

4. Die Frühlingszwiebel wird fein gehackt.

5. Gießen Sie die Linsen in einem Sieb ab und lassen Sie sie etwas abkühlen. Entfernen Sie die Knoblauchzehe.

6. Mischen Sie nun die Linsen und Frühlingszwiebel in einer Schüssel mit der Senfsauce. Lassen Sie alles etwa 20 Minuten ziehen (marinieren).

7. Garen Sie die Wachteleier 3 Minuten in kochendem Wasser, schrecken Sie sie unter kaltem Wasser ab und entfernen Sie vorsichtig die Schale.

8. Schälen Sie die rote Zwiebel und hacken Sie sie sehr fein.

9. Das abgespülte Lachsfilet wird nun sehr fein gewürfelt.

10. Pressen Sie die Zitrone aus und mischen Sie 1 EL Saft mit dem restlichen Öl. Salzen, pfeffern und mit der roten Zwiebel unter das Lachstatar heben.

11. Den Dill sehr fein hacken und ebenfalls unter das Tatar mischen.

12. Schichten Sie die marinierten Linsen und das Tatar in 4 Gläser. Die Wachteleier werden halbiert und je 2 Hälften in jedes Glas geben. Nach Belieben mit etwas Dill garnieren und servieren.

Nährwert p. Port.: 256 kcal

Zebrabrote (12 Portionen)

Zutaten

- ½ Bund Schnittlauch
- 175 g Frischkäse (13 % Fett)
- Salz
- Pfeffer
- 1 TL Paprikapulver (edelsüß)
- 6 Scheiben Pumpernickel

Zubereitung

1. Schneiden Sie den Schnittlauch in feine Röllchen.

2. Verrühren Sie den Frischkäse mit etwas Salz und Pfeffer und teilen Sie ihn in 2 Portionen. Die 1 Portion wird mit Schnittlauch verrührt und der restlichen Frischkäse wird mit Paprikapulver gewürzt.

3. Je 2 Scheiben Pumpernickel dick mit den Frischkäsemischungen bestreichen.

4. Dann setzen Sie je 1 Schnittlauch- und Paprikabrot aufeinander.

5. Legen Sie nun die restlichen Pumpernickelscheiben darauf und drücken Sie sie gut an.

6. Die Brote mit jeweils 6 Zahnstochern in gleichmäßigem Abstand fixieren und in 2 x 6 Würfel schneiden.

Nährwert p. Port.: 60 kcal

Rote-Bete-Brote (2 Portionen)

Zutaten

- 6 Blätter Kapuzinerkresse
- 2 Scheiben Roggen-Vollkornbrot (à ca. 40 g)
- 2 TL geriebener Meerrettich (Glas)
- 120 g gegarte Rote Bete (eingeschweißt; geschält)
- Salz
- 2 Kapuzinerkresseblüten

Zubereitung

1. Die Kapuzinerkresseblätter waschen und trockenschütteln.

2. Bestreichen Sie nun die Brotscheiben mit je 1 TL Meerrettich.

3. Lassen Sie die Rote Bete abtropfen und schneiden Sie sie in feine Scheiben oder Streifen.

4. Belegen Sie zum Schluss die Brotscheiben mit Roter Bete und Kresseblättern. Leicht salzen und mit den Kresseblüten anrichten.

Nährwert p. Port.: 99 kcal

Buntes Gemüsemüsli (2 Portionen)

Zutaten

- ½ Salatgurke (250 g)
- Salz
- 75 g 5-Korn-Getreideflockenmischung
- 1 EL Mandelblättchen (10 g)
- 1 gelbe Paprikaschote (200 g)
- 3 Tomaten (à 80 g)
- 2 Stiele Basilikum
- 200 g Joghurt (1,5 % Fett)
- Pfeffer

Zubereitung

1. Halbieren Sie die Salatgurke längs, entfernen Sie mit einem Teelöffel die Kerne und schneiden Sie sie in kleine Würfel.

2. Geben Sie die Gurkenwürfel in eine Schüssel und salzen Sie sie leicht.

3. Danach mischen Sie sie mit den Getreideflocken und lassen alles durchziehen.

4. Rösten Sie die Mandelblättchen in einer Pfanne ohne Fett goldbraun an und lassen Sie sie anschließend abkühlen.

5. Vierteln Sie inzwischen die Paprikaschote, entkernen Sie sie und schneiden Sie sie in feine Streifen.

6. Schneiden Sie nun die entkernten Tomaten ebenfalls in feine Streifen. 7. Heben Sie die Tomaten- und Paprikastreifen unter das Gurken-Flocken-Gemisch.

8. Schneiden Sie den Basilikum, bis auf einige Blätter, fein und verrühren Sie ihn mit etwas Pfeffer unter den Joghurt.

9. Richten Sie das Gemüsemüsli mit dem Joghurt an, indem Sie die Mandeln darüber streuen und mit dem restlichem Basilikum garnieren.

Nährwert p. Port.: 237 kcal

Kokos-Bananen-Smoothie (1 Portion)

Zutaten

- 1 kleine Banane
- ½ Limette
- 1 EL getrocknete Cranberrys
- 150 ml Kokosmilch (1,9 % Fett; Tetrapack)
- 2 EL Joghurt (1,5 % Fett)
- Außerdem: Eiswürfel

Zubereitung

1. Schneiden Sie von der gut gewaschenen Banane 3 Scheiben ab und stellen Sie diese auf einem Teller zur Seite.

2. Die restliche Banane schälen, auf einem Teller mit einer Gabel leicht zerdrücken und in ein hohes Gefäß geben und dort mit einem Stabmixer pürieren.

3. Spülen Sie die halbe Limette heiß ab und ziehen Sie mit einem Sparschäler einen dünnen, schmalen Streifen der Schale ab.

4. Pressen Sie die Limette aus und geben Sie den Saft zur pürierten Banane.

5. Fügen Sie nun Cranberrys, Kokosmilch, Joghurt und Eiswürfel ebenfalls zu und mixen Sie alles kurz durch.

6. Zum Schluss in ein Glas geben, mit Bananenscheiben und Limettenschale garnieren.

Nährwert p. Port.: 196 kcal

Forellenfilets mit Meerrettichquark (2 Portionen)

Zutaten

- 2 gehäufte EL Magerquark (ca. 75 g)
- 2 TL geriebener Meerrettich (Glas)
- Salz
- 1 Möhre (ca. 100 g)
- ½ Bund Dill
- 2 Vollkorn-Toastbrötchen (à 60 g)
- 2 geräucherte Forellenfilets (à 50 g)

Zubereitung

1. Verrühren Sie den Quark in einer kleinen Schüssel mit dem Meerrettich und schmecken Sie mit Salz ab.

2. Raspeln Sie die geschälte Möhre grob.

3. Zupfen Sie von dem Dill abspülen, die Fähnchen ab.

4. Toasten Sie die Brötchenhälften und bestreichen Sie diese mit dem Meerrettichquark. Streuen Sie ca. 2/3 des Dills darüber.

5. Verteilen Sie zum Schluss die Möhrenraspel auf dem Quark und legen Sie die zerteilten Forellenfilets darauf.

6. Mit restlichem Dill garnieren und anrichten.

Nährwert p. Port.: 238 kcal

Mittagessen

Sofern Sie die Mittagszeit zu Hause verbringen, ist die Zubereitung der nachfolgenden Rezepte sicher kein Problem. Für jene Tage, in denen Sie Ihre Mittagspause in der Firma verbringen, sollten Sie überlegen, ob Sie Ihre Mahlzeit zu Hause vorbereiten und dann in der Kaffeeküche beispielsweise erwärmen können. Oder aber Sie bereiten sich eine Mahlzeit für die Mittagspause vor, die man unter Umständen auch kalt genießen kann. Sollten Sie jedoch die Aussicht auf eine gut geführte Betriebskantine haben, so informieren Sie sich vor Ihrer Mahlzeit über den Kaloriengehalt des Essens. Schließlich ist es für Sie als „Kurzzeitfaster" wichtig, dass Sie alles essen können, aber in Anbetracht der gesunden Ernährung und vielleicht des individuellen Zieles zum Abnehmen immer ein wenig die Gesamtheit der verzehrten Kalorien im Auge behalten sollten. Ratsam ist in solch einem Fall immer auch, auf Gemüsegerichte oder Fisch zurückzugreifen.

Blumenkohl-Zucchini-Curry (2 Portionen)

Zutaten

- 1 EL Öl
- 1/2 Zwiebel (fein gehackt)
- 1 TL Currypulver
- 300 g Blumenkohl (kleine Röschen)

- 2 Knoblauchzehen (fein gehackt)
- Salz
- 200 ml Gemüsesuppe
- 1 TL Ingwer (frisch, fein gehackt)
- 1 Stück Zitronenschale (Bio, 3 x 2 cm)
- 200 g Zucchini (dünne Scheiben)
- 50 g Erbsen (jung, TK)
- 2 EL Sojacreme

Zubereitung

1. Erhitzen Sie zunächst in einem Topf (beschichtet) etwas Öl und dünsten Sie darin die Zwiebel bei mittlerer Hitze, bis diese glasig ist.

2. Mischen Sie nun das Currypulver unter und rösten Sie es kurz an.

3. Nun mischen Sie den Blumenkohl und den Knoblauch unter, verfeinern es mit etwas Salz und braten das Ganze unter Rühren kurz an.

4. Gießen Sie nun die Gemüsesuppe hinzu und würzen alles mit Ingwer und der Zitronenschale.

5. Lassen Sie das Curry nun ca. 8 Minuten köcheln, bis der Blumenkohl weich ist.

6. Mischen Sie nun die Zucchini und die Erbsen unter.

7. Nach weiteren 3 Minuten wird die Sojacreme untergerührt.

8. Lassen Sie das Curry noch kurz weiterköcheln und schmecken Sie es abschließend mit Zitronensaft und Salz ab.

Rote-Rüben-Eintopf (2 Portionen)

Zutaten

- 200 g Rote Rüben (geschält, in Stücken)
- 150 g Kartoffeln (geschält, in Stücken)
- 125 g Karotten (gebürstet, in Stücken)
- 125 g Weißkraut (in Streifen)
- 1 kleine Zwiebel (fein gewürfelt)
- 1 Knoblauchzehe (fein gewürfelt)
- 1 EL Pflanzenöl
- 1 Lorbeerblatt
- 2 Stück Pimentkörner
- 600 ml Gemüsesuppe
- Salz
- Pfeffer
- 50 g Feta-Käse (mild)
- Petersilie

Zubereitung

1. Erhitzen Sie Öl in einem Topf und dünsten Sie darin Zwiebel und Knoblauch glasig an.

2. Geben Sie Rote Rüben, Lorbeer und Piment dazu und gießen Sie das Ganze mit der Gemüsesuppe auf.

3. Lassen Sie alles aufkochen und dann bei mittlerer Hitze ca. 15 Minuten weiterköcheln.

4. Mischen Sie dann Kartoffeln, Karotten und Kraut unter.

5. Nach weiteren 20 Minuten schmecken Sie den Eintopf mit Salz und Pfeffer ab.

6. Streuen Sie vor dem Servieren den zerbröckelten Feta und die Petersilie über den Eintopf.

Kräuterschaumsuppe mit Kartoffeln (1 Portion)

Zutaten

- 75 g Möhre
- 100 g Kartoffel
- 200 ml Gemüsebrühe
- 1/4 Bund Schnittlauch
- 4 Stiele Petersilie
- 4 Stiele Kerbel
- Salz
- Pfeffer
- 5 EL Milch

Zubereitung

1. Schälen Sie die Möhren und Kartoffeln und schneiden Sie diese anschließend in gleichmäßig große Würfel.

2. Kochen Sie die Gemüsebrühe auf und geben Sie das Gemüse hinzu. Lassen Sie das Ganze ca. 15 Minuten köcheln.

3. Waschen Sie die Kräuter und schütteln Sie diese trocken.

4. Schneiden Sie den Schnittlauch, bis auf etwas zum Garnieren, in Röllchen.

5. Zupfen Sie die Petersilien- und Kerbelblättchen von den Stielen und hacken Sie diese.

6. Geben Sie die Kräuter zur Brühe und pürieren Sie alles mit dem Pürierstab.

7. Schmecken Sie die Suppe mit Salz und Pfeffer ab.

8. Lassen Sie nun die Milch aufkochen und rühren Sie sie mit einem Schneebesen schaumig.

9. Richten Sie die Suppe an und geben Sie den Milchschaum vorsichtig dazu, bevor Sie mit Schnittlauch garnieren.

Nährwert p. Port.: 120 kcal.

Möhren-Hähnchen-Pfanne mit Sprossen (4 Portionen)

Zutaten

- 600 g Hähnchenfilet
- 2 EL Sesamöl
- 3–5 EL Sojasoße
- Zucker
- Salz
- Pfeffer
- 800 g Möhren
- 250 g Mungobohnenkeimlinge
- 150 ml Gemüsebrühe
- 6–7 Stiele Basilikum

Zubereitung

1. Waschen Sie zunächst das Fleisch und tupfen es trocken. Danach schneiden Sie es in Streifen.

2. Vermengen Sie das Öl, 3 EL Sojasoße und 2 TL Zucker untereinander und wenden Sie das Fleisch darin. Lassen Sie es zugedeckt ca. 30 Minuten marinieren.

3. Schälen Sie die Möhren schälen und halbieren Sie diese quer. Nun schneiden Sie die Möhrenhälften erst längs in dünne Scheiben und dann in feine Streifen.

4. Waschen Sie nun die Keimlinge und lassen Sie sie abtropfen.

5. Erhitzen Sie eine beschichtete Pfanne ohne Fett.

6. Geben Sie das Fleisch mit der Marinade in die Pfanne und braten Sie es bei starker Hitze rundherum 3–4 Minuten knusprig. Dann nehmen Sie es heraus.

7. Geben Sie nun die Möhren in die Pfanne und braten Sie diese unter Wenden ca. 5 Minuten.

8. Geben Sie nun 150 ml Gemüsebrühe hinzu, lassen Sie es aufkochen und für weitere 8–10 Minuten köcheln.

9. Heben Sie Fleisch und Keimlinge unter und erhitzen Sie alles kurz darin.

10. Zupfen Sie vom gewaschenen und getrockneten Basilikum die Blättchen ab, hacken Sie diese grob und heben Sie diese unter.

11. Schmecken Sie die Hähnchenpfanne mit Sojasoße, Salz, Pfeffer und Zucker ab und richten Sie an.

Dazu schmeckt Vollkorn- oder Basmatireis.

Nährwert p. Port.: 230 kcal

Kokossuppe mit Hähnchenfilet (4 Portionen)

Zutaten

- 3 Lauchzwiebeln
- 300 g kleine Champignons
- 1 rote Chilischote
- 1 Stück (ca. 20 g) Ingwer
- 4 Kaffirlimettenblätter (ersatzweise 3 EL Limettensaft)
- 4 Hähnchenfilets (à ca. 150 g)
- Salz, Pfeffer
- 1 EL Öl
- 1 Dose (400 ml) ungesüßte Kokosmilch
- 400 ml Gemüsebrühe
- 1–2 EL Sojasoße

Zubereitung

1. Putzen Sie zunächst die Lauchzwiebeln und schneiden Sie sie klein.

2. Die Pilze putzen und halbieren Sie.

3. Schneiden Sie die geputzte Chilischote längs auf, entkernen sie und schneiden Sie in feine Ringe.

4. Schälen Sie den Ingwer und würfeln ihn fein.

5. Limettenblätter waschen.

6. Waschen und würfeln Sie das Fleisch, bevor Sie es mit Salz und Pfeffer würzen.

7. Erhitzen Sie das Öl in einem großen Topf und braten Sie darin Pilze, Lauchzwiebeln und Chili darin unter Wenden 2–3 Minuten an.

8. Geben Sie das Fleisch, Kokosmilch, Gemüsebrühe, Limettenblätter und Ingwer zu und lassen Sie alles aufkochen. Alles 10–12 Minuten köcheln lassen.

9. Zum Schluss schmecken Sie die Suppe mit Sojasoße, Salz und Pfeffer ab.

Nährwert p. Port.: 240 kcal

Gegrillter Zucchini-Salat (4 Portionen)

Zutaten

- 3 kleine Zucchini (ca. à 200 g)
- 4 EL Balsamico Essig
- Salz
- Pfeffer
- ca. 1 TL Zucker
- 4 El Olivenöl
- 30–40 g Pinienkerne
- 125–150 g Radicchio Salat (ca. 1/2 Kopf)
- 1/2 Topf Basilikum
- ca. 40 g gehobelter Parmesankäse
- Öl für die Pfanne

Zubereitung

1. Schneiden Sie die Zucchini der Länge nach in 2–3 mm dünne Scheiben (am besten mit einer Aufschnittmaschine).

2. Erhitzen Sie eine Grillpfanne erhitzen und pinseln Sie diese mit Öl aus.

3. Grillen Sie darin die Zucchinischeiben portionsweise unter Wenden ca. 4 Minuten, bevor Sie sie auf eine große Platte legen.

4. Verrühren Sie Essig, Salz, Pfeffer und Zucker und geben Sie dann Olivenöl zu.

5. Beträufeln Sie den Zucchini mit der Vinaigrette und lassen Sie ihn 15–20 Minuten ziehen.

6. Rösten Sie die Pinienkerne in einer Pfanne ohne Fett, nehmen Sie sie dann sofort heraus.

7. Zupfen Sie die Blätter des Radicchio in große Stücke.

8. Zupfen Sie die Blättchen vom Basilikum. Legen Sie einige davon zur Seite.

9. Nun vermischen Sie den Radicchio, restlichen Basilikum und Pinienkerne vorsichtig mit den marinierten Zucchinischeiben.

10. Richten Sie den Salat auf einer großen Platte an und bestreuen Sie ihn mit Parmesanhobeln und Basilikum. Dazu schmeckt frisches Brot (z. B. Olivenciabatta).

Nährwert p. Port.: 210 kcal.

Lammfilet auf Frisée-Salat (4 Portionen)

Zutaten

- 1 kleiner Kopf Frisée-Salat
- 1/2 Bund Radieschen
- 100 g Champignons
- 1/2 Salatgurke
- 300 g Lammfilet
- Salz und Pfeffer
- Zucker
- 1 EL Öl
- 1/2 Bund Schnittlauch
- 150 g Vollmilch-Joghurt
- 1–2 EL Salat-Mayonnaise
- 1–2 EL Zitronensaft
- Alufolie

Zubereitung

1. Waschen und putzen Sie den Salat, Radieschen, Schnittlauch und Pilze. Gurke waschen oder schälen.

2. Dann hobeln Sie die Radieschen, Pilze und Gurke in dünne Scheiben.

3. Würzen Sie das gewaschene Filet mit Salz und Pfeffer würzen.

4. Erhitzen Sie das Öl in einer beschichteten Pfanne und braten Sie das Fleisch darin rundherum ca. 4

Minuten. Dann nehmen Sie es heraus, wickeln es in Alufolie und lassen es ca. 5 Minuten ruhen.

5. Von dem Schnittlauch legen Sie einige Halme zum Garnieren beiseite, der Rest wird in feine Röllchen geschnitten, bevor sie mit Joghurt, Mayonnaise und Zitronensaft verrührt werden. Schmecken Sie diese Soße mit Salz, Pfeffer und etwas Zucker ab.

6. Zupfen Sie den Salat in mundgerechte Stücke und richten sie ihn mit den übrigen Salatzutaten und Dressing auf einem Teller an.

7. Schneiden Sie nun die Lammfilets in schräge Scheiben und richten diese auf dem Salat an. Mit restlichem Schnittlauch garnieren.

Dazu schmeckt Brot.

Nährwert p. Port.: 160 kcal

Kalte Gurkensuppe mit Zwiebelbrötchen (4 Portionen)

Zutaten

- 2 große Salatgurken
- 250 ml Kefir
- Salz
- je 1 Spritzer Tabasco und Zitronensaft
- 1 Zwiebelbrötchen
- 2 Knoblauchzehen
- 2 EL Olivenöl
- 1/2 Beet Gartenkresse

Zubereitung

1. Legen Sie ein ca. 5 cm großes Stück von der gewaschenen Gurke zur Seite. Die restlichen Gurken schneiden Sie in grobe Stücke und pürieren diese.

2. Danach verrühren Sie das Gurkenpürree mit dem Kefir und schmecken mit Salz, Tabasco und Zitronensaft ab. Die Gurkensuppe kalt stellen.

3. Schneiden Sie das Brötchen in 5 mm dicke Scheiben. Den Knoblauch schneiden Sie in dünne Scheiben. Erhitzen Sie Öl in einer Pfanne und rösten Sie die Brotscheiben und den Knoblauch darin unter Wenden goldbraun.

4. Würfeln Sie das restliche Gurkenstück und schneiden Sie Kresse vom Beet.

5. Füllen Sie nun die Suppe in Schalen, legen Sie die Brotscheiben auf und bestreuen alles mit Kresse und Gurkenwürfeln.

Nährwert p. Port.: 140 kcal

Karotten-Ingwer-Orangen-Suppe (6 Portionen)

Zutaten

- 1 kg Möhren
- 1 Stück (80 g) frische Ingwerwurzel
- 1 große Zwiebel
- 3 rote Chilischoten
- 2 EL Öl
- 400 ml Orangensaft
- 750 ml Gemüsebrühe
- 1 Bund Koriander
- 200 g Schlagsahne
- Salz
- schwarzer Pfeffer

Zubereitung

1. Zunächst werden die Möhren gewaschen, geschält und in Stücke geschnitten. Dann der Ingwer geschält und klein gewürfelt. Die geschälte Zwiebel wird klein geschnitten und Chili der Länge nach aufgeschnitten, entkernt, gewaschen und die Schoten klein gehackt.

2. Nun erhitzen Sie Öl in einem großen Topf erhitzen und dünsten Ingwer und Zwiebel darin an. Danach geben Sie die Möhren und ca. die Hälfte des Chilis zu und lassen sie kurz mitdünsten. Löschen Sie dann mit Orangensaft und Brühe ab, lassen alles aufkochen und

anschließend zugedeckt ca. 30 Minuten bei schwacher Hitze köcheln.

3. Zupfen Sie die Blätter vom Koriander und hacken Sie sie fein. Danach mischen Sie sie mit restlicher Chili.

4. Pürieren Sie die Suppe und schmecken Sie sie mit Salz und Pfeffer ab.

5. Servieren Sie die Suppe mit steif geschlagener Sahne und darüber gestreuter Koriander-Chilimischung.

Nährwert p. Port.: 220 kcal

Ratatouille-Pfanne (1 Portion)

Zutaten

- je 1/2 kleine gelbe, grüne und rote Paprikaschote (300 g)
- 1 Zucchini (200 g)
- 50 g Champignons
- 1 Knoblauchzehe
- 1 Stiel Rosmarin
- 2 Stiele Thymian
- 1 Tomate (100 g)
- 1 TL (5 g) Olivenöl
- Salz
- Pfeffer
- 3 EL (à 10 g) Tomatensaft
- 1 EL (15 g) schwarze Oliven mit Stein
- 2 Scheiben (à 15 g) Baguettebrot

Zubereitung

1. Schneiden Sie den Paprika in Stücke, die Zucchini in Scheiben, die Champignons werden halbiert und der geschälte Knoblauch halbiert oder gedrittelt. Die Kräuter werden klein gezupft und die Tomate klein geschnitten.

2. Erhitzen Sie Öl in einer großen beschichteten Pfanne und braten Sie darin Paprika, Knoblauch, Zucchinischeiben, Rosmarin und Champignons unter Wende ca. 4 Minuten.

3. Würzen Sie mit Salz und Pfeffer, geben Sie Thymian, Tomatensaft und -würfel sowie Oliven zu und lassen alles nochmals ca. 1 Minute braten, bevor Sie mit Salz und Pfeffer ein letztes Mal abschmecken.

Nährwert p. Port.: 250 kcal

Grüne Spargelsuppe mit Erdbeeren (4 Portionen)

Zutaten

- 1 Zwiebel
- 500 g grüner Spargel
- 125 g Zuckerschoten
- 2 EL Öl
- 500 ml Gemüsebrühe
- 6 kleine Erdbeeren
- 1 Packung (251 g) Soja-Creme "Cuisine" (zum Kochen und Verfeinern)
- Salz
- Pfeffer
- 1 TL Zucker
- ca. 2 EL Zitronensaft
- Brunnenkresse

Zubereitung

1. Schälen und würfeln Sie die Zwiebel. Schneiden Sie von dem Spargel die holzigen Enden ab und schneiden Sie ihn, bis auf 4 Spitzen (ca. 5 cm lang), in Stücke. Schneiden Sie die Zuckerschoten, bis auf 4 Stück, klein.

2. Erhitzen 1 EL Öl in einem Topf und dünsten Sie die Zwiebel darin ca. 6 Minuten an. Die letzten ca. 3 Minuten den Spargel und die Zuckerschoten mitdünsten. Dann mit Brühe ablöschen, aufkochen

und ca. 10 Minuten köcheln, bis der Spargel und die Zuckerschoten weich sind.

3. Waschen und halbieren Sie die Erdbeeren. Halbieren Sie auch die Spargelspitzen der Länge nach und die übrigen Zuckerschoten einmal schräg halbieren. Erhitzen Sie 1 EL Öl in einer Grillpfanne und braten Sie das Gemüse von beiden Seiten bei starker Hitze.

4. Pürieren Sie nun die Suppe mit dem Pürierstab und rühren Sie die Soja-Creme unter. Anschließend schmecken Sie die Suppe mit Salz, Pfeffer, Zucker und Zitronensaft abs.

5. Richten Sie die Suppe an und garnieren Sie sie mit gebratenem Gemüse, Erdbeeren und Kresse.

Nährwert p. Port.: 200 kcal

Gebackener Chicorée in Tomatensoße (4 Portionen)

Zutaten

- 2 Lauchzwiebeln
- 4 Kolben Chicorée (à ca. 150 g)
- 2 EL Olivenöl
- Salz
- 100 g magere Schinkenwürfel
- 1 Packung (500 g) stückige Tomaten
- Pfeffer
- 1 TL Zucker
- 100 g Goudakäse
- 100 g Hüttenkäse (0,8 % Fett)

Zubereitung

1. Schneiden Sie die Lauchzwiebel in Ringe schneiden. Den Chicorée der Länge nach halbieren und den Strunk herausschneiden.

2. Erhitzen Sie Öl in einer Pfanne und braten Sie darin die Chicoréehälften darin ca. 2 Minuten unter Wenden an. Würzen Sie mit Salz würzen und nehmen Sie den Chicorée heraus.

3. Die Schinkenwürfel im Bratfett kurz anbraten und 2 EL zum Bestreuen herausnehmen. Nun auch die Lauchzwiebelringe, bis auf etwas zum Bestreuen, in der Schinkenpfanne ca. 2 Minuten andünsten. Danach

die Tomaten dazugeben, aufkochen und ca. 5 Minuten unter Rühren köcheln. Mit Salz, Pfeffer und Zucker abschmecken.

4. Den Gouda grob raspeln. Hüttenkäse und Gouda mischen. Die Tomatensoße in eine flache Auflaufform gießen und die Chicoréehälften in die Soße legen, Käse darauf verteilen. Im vorgeheizten Backofen (E-Herd: 225 °C/ Umluft: 200 °C/ Gas: Stufe 4) für 10–15 Minuten überbacken.

Anschließend mit den übrigen Lauchzwiebeln und Schinkenwürfeln bestreuen.

Nährwert p. Port.: 240 kcal

Rote-Bete-Suppe mit Buttermilch (4 Portionen)

Zutaten

- 1 Zwiebel
- 400 g gegarte Rote Bete (vakuumverpackt)
- 150 g Kartoffeln
- 1 EL Öl
- 1⁄2 Bund Schnittlauch
- 5 Stiele Dill
- 30 g Rote-Bete-Sprossen
- 150 ml Rote-Bete-Saft (Flasche)
- 1–2 EL Sahnemeerrettich (Glas)
- 200 ml Buttermilch
- Salz, Pfeffer

Zubereitung

1. Zuerst die Zwiebel schälen und fein hacken. Dann die Rote Bete abtropfen lassen und würfeln. Nun die Kartoffeln schälen, waschen und klein schneiden. Das Öl in einem großen Topf erhitzen. Die Rote Bete, Kartoffeln und Zwiebel darin ca. 3 Minuten dünsten. Mit 3⁄4 l Wasser angießen, aufkochen und für 15–20 Minuten köcheln.

2. Die Kräuter waschen, den Schnittlauch in Röllchen und Dill fein schneiden. Nun die Sprossen verlesen, heiß waschen und gut abtropfen lassen.

3. Das Gemüse kurz pürieren, durch ein feines Sieb gießen und evtl. durchstreichen. Dann den Rote-Bete-Saft zugießen und aufkochen. Den Meerrettich und Buttermilch zur Suppe geben und unter Rühren erhitzen (nicht kochen!). Abschließend mit Salz und Pfeffer abschmecken. Die Suppe mit Kräutern und Sprossen anrichten.

Dazu schmeckt Baguette.

Nährwert p. Port.: 160 kcal

Seelachsfilet mit gedünstetem Gemüse (2 Portionen)

Zutaten

- 300 g Möhren
- 300 g Steckrüben
- Salz
- 1/2 Bund Dill
- 1 EL Olivenöl
- 1 Bio-Limette
- 2 Seelachsfilets (à 150 g)
- Meersalz
- Pergamentpapier
- Küchengarn

Zubereitung

1. Zunächst die Möhren und Steckrüben schälen, waschen und in ca. 3 cm lange Stifte schneiden. Dann das Gemüse in kochendem Salzwasser für ca. 5 Minuten garen.

2. Nun den Dill waschen, trocken schütteln und, bis auf etwas zum Garnieren, fein schneiden. Den Dill mit dem Olivenöl verrühren. Die Limette waschen, eine Hälfte in Scheiben schneiden, von der anderen Hälfte den Saft auspressen. Den Fisch waschen, trocken tupfen, mit Limettensaft beträufeln und mit Meersalz bestreuen.

3. Jetzt das Gemüse abtropfen lassen und auf 2 Stücke Pergamentpapier verteilen. Den Fisch und die Limettenscheiben darauflegen, mit dem Kräuteröl bestreichen. Nun das Pergamentpapier umschlagen und an den Enden fest verschließen. Die Päckchen auf ein Backblech legen und im vorgeheizten Backofen (E-Herd: 200 °C/ Umluft: 175 °C/ Gas: Stufe 3) für ca. 15 Minuten backen. Abschließend die Päckchen aus dem Ofen nehmen und mit dem restlichem Dill garnieren.

Nährwert p. Port.: 220 kcal.

Asiatische Kohlsuppe (4 Portionen)

Zutaten

- 2 Bund Suppengrün
- 1–2 Lorbeerblätter
- 1 TL Pfefferkörner
- 2 rote Paprikaschoten
- 500 g Kartoffeln
- 1 Wirsing (ca. 1 kg)
- 1 walnussgroßes Stück Ingwer
- 1–2 rote Chilischoten
- 1⁄2 Bund Petersilie
- Salz, Pfeffer

Zubereitung

1. Zuerst das Suppengrün putzen bzw. schälen und waschen. Die Hälfte des Gemüses grob schneiden und in einen Topf geben. Mit ca. 1 1⁄2 l Wasser angießen, Lorbeer und Pfefferkörner zufügen, aufkochen und für ca. 1 Stunde köcheln lassen.

2. Nun die übrigen Möhren in Scheiben, Sellerie in Stifte und Porree in Ringe schneiden. Die Paprika putzen, waschen und in Streifen schneiden, Kartoffeln schälen, waschen und würfeln. Den Wirsing putzen, waschen und klein schneiden, den Ingwer schälen und fein würfeln. Die Chili längs aufschneiden, entkernen und in Ringe schneiden.

3. Die Gemüsebrühe durch ein Sieb in einen zweiten Topf gießen und aufkochen. Dann vorbereitetes Gemüse, Chili und Ingwer zufügen und für ca. 15 Minuten köcheln lassen.

4. Die Petersilie waschen, hacken und zur Suppe geben. Abschließend die Suppe mit wenig Salz und Pfeffer abschmecken und anrichten.

Nährwert p. Port.: 240 kcal

Garnelen-Paprika-Frittata (4 Portionen)

Zutaten

- 200 g tiefgefrorene Erbsen
- 250 g rohe Garnelen (à ca. 10 g; ohne Kopf, in Schale)
- 1 rote Paprikaschote (ca. 400 g)
- 1 kleines Bund Dill
- 6 Eier (Größe M)
- 100 ml Milch
- Salz
- Pfeffer
- Fett für das Blech

Zubereitung

1. Zunächst die Erbsen aus dem Frost nehmen. Dann die Garnelen, bis auf die Schwanzflosse, schälen und den Darm entfernen. Nun die Garnelen waschen und trocken tupfen. Die Paprika putzen, waschen und in Streifen schneiden. Den Dill waschen, trocken schütteln, Fähnchen von den Stielen zupfen und fein schneiden.

2. Die Eier, Dill und Milch verquirlen und mit Salz und Pfeffer würzen. Alle Zutaten mischen und in ein gefettetes Pizzablech (26 cm Ø) füllen. Danach im vorgeheizten Backofen (E-Herd: 200 °C/ Umluft: 175 °C/ Gas: Stufe 3) für ca. 35 Minuten garen.

Dazu schmeckt Salat.

Nährwert p. Port.: 250 kcal

Pilzpfanne mit leichter Aioli (4 Portionen)

Zutaten

- 4 EL leichte Salatcreme
- 3 EL Milch
- 2 Knoblauchzehen
- Salz, Pfeffer
- 750 g Champignons
- 500 g Austernpilze
- 1 Bund Lauchzwiebeln
- 2 EL Olivenöl
- 150 g Vollkornbaguette

Zubereitung

1. Zunächst einmal die Salatcreme mit der Milch verrühren. Dann den Knoblauch schälen, fein zerdrücken und unterrühren. Mit Salz und Pfeffer abschmecken.

2. Die Pilze putzen, evtl. waschen. Je nach Größe kleiner schneiden. Die Lauchzwiebeln putzen, waschen und in Ringe schneiden.

3. Nun das Öl in einer beschichteten Pfanne erhitzen und die Pilze darin portionsweise anbraten. Danach alle Pilze wieder in die Pfanne geben und die Lauchzwiebeln kurz mitbraten.

4. Die Pilzpfanne mit Salz und Pfeffer würzen und mit Aioli anrichten.

Dazu passt Baguette.
Nährwert p. Port.: 240 kcal

Winter-Ratatouille aus dem Ofen (4 Portionen)

Zutaten

- 1 kleine Steckrübe (ca. 1 kg)
- 400 g Möhren
- ca. 200 g Staudensellerie
- 2 Zwiebeln
- 2 Zweige Rosmarin
- 6 Stiele Thymian
- 2 EL Olivenöl
- Salz
- Pfeffer
- 1 Dose (425 ml) Tomaten
- 100 ml Gemüsebrühe
- 1–2 TL Honig
- je 2 Stiele Pfefferminze und Petersilie
- 150 g griechischer Sahnejoghurt
- 1 Knoblauchzehe
- 150 g schwarze Oliven ohne Stein

Zubereitung

1. Zunächst einmal die Steckrübe schälen, würfeln. Dann die Möhren schälen, waschen und in Scheiben schneiden. Den Sellerie putzen, waschen und in Scheiben schneiden, die Zwiebeln schälen und in Spalten schneiden. Den Rosmarin und Thymian waschen, trocken schütteln.

2. Nun das vorbereitetes Gemüse und Kräuter in der Fettpfanne des Backofens verteilen, mit Öl beträufeln und mit Salz und Pfeffer würzen. Dann im vorgeheizten Backofen (E-Herd: 200 °C/ Umluft: 175 °C/ Gas: Stufe 3) für ca. 30 Minuten garen. Die Tomaten grob zerkleinern und nach ca. 20 Minuten zum übrigem Gemüse geben. Mit Brühe angießen und mit Honig würzen.

3. Für den Joghurt-Dip nun die Minze und die Petersilie waschen, trocken schütteln, Blättchen von den Stielen zupfen und hacken. Den Joghurt mit den Kräutern verrühren und mit Salz und Pfeffer abschmecken.

4. Zum Schluss den Knoblauch schälen und die Oliven mit dem Knoblauch mit dem Pürierstab fein zerkleinern, mit Pfeffer würzen.

5. Das Ratatouille und Dips anrichten.

Dazu schmeckt Brot.

Nährwert p. Port.: 230 kcal

Kartoffeln mit Kräuterquark (4 Portionen)

Zutaten

- 1 kg festkochende Kartoffeln
- Salz
- je 1/2 Bund Petersilie, Kerbel und Dill
- 1 Knoblauchzehe
- 1 kleine Zwiebel
- 250 g Magerquark
- 2 EL Olivenöl
- Saft von 1/2 Zitrone
- Pfeffer
- Zucker
- 1/2 Beet asiatischer Kresse-Mix

Zubereitung

1. Zuerst werden die Kartoffeln geschält, gewaschen und in kochendem Salzwasser 20–25 Minuten gegart. Dann abgießen und ausdampfen lassen.

2. Inzwischen die Kräuter waschen, trocken schütteln und Blätter bzw. Fähnchen abzupfen und, bis auf etwas zum Garnieren, fein hacken. Den Knoblauch und die Zwiebel schälen und fein hacken.

3. Den Quark, Olivenöl, Zitronensaft, Kräuter, Zwiebel und Knoblauch verrühren und mit Salz, Pfeffer und Zucker abschmecken.

4. Die Kartoffeln mit Kräuter-Quark auf Tellern anrichten und mit Kresse vom Beet garnieren.

Nährwert p. Port.: 230 kcal

Anmerkung

Anstatt des asiatischen Kresse-Mixes kann natürlich auch jeder andere Kräuter-Mix oder verschiedene Kräuter aus dem Garten verwendet werden.

Hühnersuppe mit Zitronengras (4 Portionen)

Zutaten

- 1 Zwiebel
- 2 Knoblauchzehen
- 1 Stängel Zitronengras
- 1 Hähnchenbrust mit Haut und Knochen
- 1 1/2 l Gemüsebrühe
- 75 g Langkornreis
- Salz
- 400 g Mini-Pak-Choi
- 100 g Mini-Maiskolben
- 100 g Zuckerschoten
- 2 rote Chilischoten
- Sojasoße

Zubereitung

1. Zunächst einmal die Zwiebel und den Knoblauch schälen und halbieren. Dann das Zitronengras der Länge nach aufschneiden. Die Hähnchenbrust waschen und die Gemüsebrühe aufkochen. Dann die vorbereiteten Zutaten dazugeben, zum Sieden bringen und für ca. 45 Minuten leicht köchelnd garen.

2. In der Zwischenzeit den Reis in kochendem Salzwasser nach Packungsanweisung zubereiten. Die Pak-Choi putzen, waschen und je nach Größe vierteln oder achteln. Den Mais waschen und in Stücke

schneiden. Die Zuckerschoten waschen und in Streifen schneiden. Zum Schluss die Chilischoten waschen, putzen und in dünne Ringe schneiden.

3. Nun das Fleisch aus der Brühe nehmen und die Brühe durch ein feines Sieb gießen, aufkochen, vorbereitetes Gemüse darin für ca. 10 Minuten leicht siedend garen. Das Fleisch vom Knochen lösen und die Haut entfernen. Dann das Fleisch in kleine Stücke rupfen und in die Suppe geben. Abschließend mit Sojasoße abschmecken.

Nährwert p. Port.: 210 kcal

Ingwerschnitzel auf Fenchelsalat süßsauer (4 Portionen)

Zutaten

- 1 Stück (ca. 20 g) Ingwer
- 1 rote Chilischote
- 2 EL Öl
- ca. 2 TL flüssiger Honig
- 4 Putenschnitzel (à ca. 125 g)
- 250 g Fenchelknolle
- 3 EL Apfelessig
- Salz, Pfeffer
- Frischhaltefolie

Zubereitung

1. Zunächst für die Marinade den Ingwer schälen und fein hacken. Die Chili putzen, längs halbieren, entkernen, waschen und fein würfeln. Dann1 EL Öl, Ingwer, Chili und 1 TL Honig verrühren.

2. Die Putenschnitzel waschen, trocken tupfen und in je 3 Stücke schneiden und dann zwischen zwei Lagen Frischhaltefolie flach klopfen, z. B. mit einem Topfboden. Die Putenschnitzel in die Marinade legen und darin ca. 1 Stunde marinieren.

3. Den Fenchel putzen und waschen. Das Fenchelgrün beiseite stellen. Dann den Fenchel in dünne Scheiben hobeln oder schneiden. Anschließend mit Essig, 1 TL

Honig, Salz und Pfeffer verrühren und 1 EL Öl darunter schlagen. Abschließend mit Fenchel und Fenchelgrün mischen.

4. Eine große beschichtete Pfanne erhitzen und die Schnitzel darin portionsweise von jeder Seite 1–2 Minuten braten, mit Salz würzen und warm stellen. Den Bratensatz mit 1⁄4 l Wasser ablöschen, aufkochen und für 3–4 Minuten einköcheln lassen. Dann mit Salz und Pfeffer abschmecken.
5. Die Schnitzel mit dem Fond und dem Fenchelsalat anrichten. Dazu passt eine kleine Portion mit Chiliflocken bestreuter Basmatireis.

Auberginen-Lasagne (4 Portionen)

Zutaten

- 1 kleine dicke Aubergine
- 2 TL Olivenöl
- 150 g Champignons
- 350 g Geflügelhackfleisch
- Salz
- Pfeffer
- 5 Stiele Basilikum
- ca. 100 g Hüttenkäse
- 150 ml Tomatensoße
- 50 g geriebener Parmesankäse
- ca. 50 g junger Spinat

Zubereitung

1. Zuerst einmal die Aubergine waschen, putzen und in 12 Scheiben schneiden. Dann 1 TL Olivenöl in einer beschichteten Pfanne erhitzen und die Auberginenscheiben darin portionsweise unter Wenden braten, herausnehmen und abtropfen lassen.

2. Dann die Pilze säubern, putzen und klein schneiden. Anschließend 1 TL Öl in einer beschichteten Pfanne erhitzen und die Pilze und den Hack darin unter gelegentlichem Rühren für ca. 5 Minuten anbraten. Dann mit Salz und Pfeffer würzen. Den Basilikum waschen, trocken schütteln und die Blättchen von 3 Stielen fein hacken.

3. Den Hüttenkäse mit dem Basilikum verrühren, mit Salz und Pfeffer würzen. Die Tomatensoße aufkochen.

4. Die Auberginenscheiben mit dem Parmesan bestreuen und unter dem heißen Grill goldbraun überbacken.

5. Den Spinat waschen, putzen und gut abtropfen lassen und dann die Spinatblätter mittig auf 4 Teller verteilen. Die Auberginenscheiben, Hüttenkäse, Hack und Soße übereinanderschichten und auf den Tellern anrichten. Zum Schluss mit Basilikum garnieren und sofort servieren.

Nährwert p. Port.: 230 kcal

Karotten-Apfelsuppe (4 Portionen)

Zutaten

- 3 Schalotten
- 800 g Möhren
- 1 EL Öl
- 1,5 l Geflügelbrühe
- 700 g säuerliche Äpfel
- 1–2 EL Zitronensaft
- Zucker
- Salz
- Cayennepfeffer
- 4 Stiele Basilikum

Zubereitung

1. Die Schalotten schälen und würfeln. Dann die Möhren schälen, waschen und in ca. 2 cm große Stücke schneiden. Nun das Öl in einem Topf erhitzen und die Schalotten darin für ca. 4 Minuten glasig dünsten. Dann die Möhren dazugeben und für ca. 2 Minuten mitdünsten. Mit der Brühe ablöschen, aufkochen und zugedeckt bei mittlerer Hitze für 10–15 Minuten weich kochen.

2. Inzwischen 1 Apfel putzen, waschen, vierteln, entkernen und in feine Streifen schneiden und mit Zitronensaft beträufeln und beiseite stellen. Die restlichen Äpfel schälen, entkernen und in grobe Stücke schneiden. Nun die Apfelstücke zur Suppe

geben und alles pürieren. Danach mit Zucker, Salz und Cayennepfeffer abschmecken. Den Basilikum waschen, trocken schütteln und Blättchen abzupfen.

3. Nun die Suppe in Schüsseln füllen und mit Apfelstreifen und Basilikumblättchen garnieren.

Nährwert p. Port.: 200 kcal

Knoblauch-Hähnchenfilet mit Kräutern (1 Portion)

Zutaten

- 1/4 Salatgurke
- 1 EL fettarmer Joghurt
- Salz
- Pfeffer
- 1 TL Zitronensaft
- 4 Stiele Petersilie
- 1–2 Knoblauchzehen
- 1 Hähnchenfilet
- 1 TL Sonnenblumenöl

Zubereitung

1. Die Gurke zunächst waschen, putzen und in Scheiben schneiden. Dann den Joghurt und Gurke mischen und mit Salz, Pfeffer und Zitronensaft abschmecken. Die Petersilie waschen, trocken schütteln, Blättchen von den Stielen zupfen und, bis auf etwas zum Garnieren, hacken. Daraufhin den Knoblauch schälen und in feine Würfel schneiden. Das Fleisch waschen, trocken tupfen und mit Salz und Pfeffer würzen.

2. Nun das Öl in einer Pfanne erhitzen und das Fleisch unter Wenden für ca. 8 Minuten braten. Dann den

Knoblauch und die Petersilie dazugeben und für ca. 1 Minute mitbraten.

3. Den Salat und das Hähnchenfilet anrichten und mit Petersilie garnieren.

Nährwert p. Port.: 220 kcal

Rindfleisch mit Spinat (4 Portionen)

Zutaten

- 400 g Wasserspinat (Asialaden; ersatzweise - Blattspinat)
- 2 Schalotten
- 2 Knoblauchzehen
- 500 g Rumpsteak
- 2 EL Öl
- 1 TL Speisestärke
- 3 EL Fischsoße
- 3 EL Sojasoße
- 3 EL Reiswein (ersatzweise trockener Sherry)
- 2 EL gerösteter Sesam (Asialaden)

Zubereitung

1. Zunächst den Spinat putzen, waschen, die harten Stielenden entfernen und den Spinat in grobe Streifen schneiden.

2. Nun die Schalotten und den Knoblauch schälen, beides fein würfeln.

3. Das Fleisch trocken tupfen und evtl. den Fettrand entfernen. Dann das Fleisch in dünne Scheiben schneiden.

4. Nun 1 EL Öl im Wok oder einer großen Pfanne erhitzen und Schalotten und Knoblauch darin

andünsten. Den Spinat zugeben und unter Rühren für 2–3 Minuten dünsten. Herausnehmen.

5. Jetzt die Stärke und 1 EL Wasser glatt rühren und nochmals 1 EL Öl im Wok erhitzen. Das Fleisch darin von jeder Seite für ca. 30 Sekunden anbraten.

6. Nun die Fischsoße, Sojasoße und Reiswein zugießen, die angerührte Stärke einrühren und kurz aufkochen.

7. Dann den Spinatmix dazugeben und kurz wieder erhitzen.

8. Den Sesam darüber streuen. Dazu schmeckt Jasminreis.

Tomaten-Melonen-Gazpacho mit Garnelen (4 Portionen)

Zutaten

- 6 reife Tomaten
- 2 gelbe Paprikaschoten
- 1 Knoblauchzehe
- 1 Zwiebel
- 1 Salatgurke
- 1/2 Honigmelone (ca. 400 g)
- 2 EL Weißwein-Essig
- Salz
- Pfeffer
- 2 rote Chilischoten
- 24 rohe Garnelen (à 25 g; ohne Kopf, in Schale)
- 2 EL Öl
- 2 Stiele Minze zum Garnieren
- 8 Holzspieße

Zubereitung

1. Erst einmal die Tomaten waschen, trocken reiben, Stielansätze entfernen. Dann die Tomaten in Stücke schneiden.

2. Die Paprika vierteln, putzen, waschen und in Stücke schneiden.

3. Den Knoblauch und die Zwiebel schälen und grob in Würfel schneiden.

4. Die Gurke waschen, trocken reiben, halbieren und grob würfeln.

5. Dann die Melone entkernen, Fruchtfleisch schälen und in grobe Stücke schneiden.

6. Das Gemüse, die Melone und den Essig in einen Mixer geben und fein pürieren, mit Salz und Pfeffer abschmecken. Falls die Suppe zu dickflüssig ist, mit wenig Wasser verdünnen. Anschließend für ca. 30 Minuten kalt stellen.

7. Die Chilischoten waschen, trocken reiben, entkernen und in feine Streifen schneiden.

8. Dann die Garnelen, bis auf die Schwanzflosse, schälen und den Darm entfernen. Die Garnelen waschen und trocken tupfen. Je 3 Garnelen auf einen Spieß stecken. Das Öl in einer großen Pfanne erhitzen und die Garnelenspieße darin unter Wenden für 3–4 Minuten braten und herausnehmen, mit Salz und Pfeffer würzen.

9. Die Suppe auf Teller verteilen, mit Chili und Minze garnieren und die Garnelenspieße dazu reichen.

Nährwert p. Port.: 250 kcal

Gemüsestrudel mit Kräutersoße (2 Portionen)

Zutaten

Für den Gemüsestrudel:

- 1 Packung Blätterteig
- 1/2 Kopf Brokkoli
- 3 Stück Karotten
- 1/2 Kopf Blumenkohl
- 1 Stück Paprika (rot)
- 2 Zehen Knoblauch
- Kümmel (ganz)
- Salz
- Pfeffer
- 1 Ei (zum Bestreichen)
- 1 Stück Zwiebel

Für die Bechamelsauce:

- 50 g Butter
- 50 g Mehl
- 1/4 l Milch

Für die Kräutersauce:

- 1 Prise Muskatnuss (gemahlen)
- 1 Becher Joghurt (ca. 200 ml)

- 1/2 Becher Sauerrahm
- 1/2 Bund Schnittlauch
- 1/2 Bund Petersilie
- etwas Dille (frisch)
- Salz
- Pfeffer

Zubereitung

1. Zunächst einmal für den Gemüsestrudel das Gemüse waschen und einen großen Topf mit Salzwasser erhitzen. Dann das Gemüse in das kochende Wasser geben und für ca. 2 Minuten garen lassen. Dann abseihen und abtropfen lassen.

2. Das Backrohr auf 180 °C vorheizen.

3. Für die Bechamelsauce nun die Butter in einem Topf schmelzen lassen, das Mehl nach und nach einrühren und die Milch hinzufügen. Rühren Sie dabei ständig um, damit keine Klümpchen entstehen.

4. Nun den Knoblauch und die Zwiebeln schälen und fein hacken.

5. Anschließend das Gemüse mit der Bechamelsauce sowie dem feingehackten Knoblauch und den Zwiebeln vermengen und mit Salz, Pfeffer und etwas Kümmel würzen.

6. Nun den Blätterteig auf einem Küchentuch ausrollen und die Gemüsefülle im unteren Drittel

aufstreichen. Den Strudel an den Seiten leicht einschlagen und nun zu einer Rolle formen. Die Enden gut verschließen, damit nichts ausläuft.

7. Das Backblech mit Backpapier belegen und den Strudel darauflegen und mit dem verquirlten Ei bestreichen und im Backofen für ca. 25-30 Minuten backen lassen.

8. Für die Kräutersauce den Joghurt mit dem Sauerrahm vermischen. Den Schnittlauch, Dill und die Petersilie klein hacken und in die Joghurtsauce einrühren. Dann mit Salz, Pfeffer und mit einer Prise Muskatnuss würzen.

9. Der Gemüsestrudel mit Kräutersauce kann sowohl warm als auch kalt serviert werden.

Anmerkung

Je nach Saison können Sie den Gemüsestrudel mit Kräutersauce auch mit Spargel oder Kürbis zubereiten.

Zur Bärlauchsaison können Sie die Kräuter auch durch Bärlauch ersetzen. Damit bekommen Sie eine herrlich scharfe Saucenbeilage.

Spargelrisotto (4 Portionen)

Zutaten

- 320-400 g Risottoreis
- je 1/2 Bund grüner und weißer Spargel
- 750 ml Gemüsefond
- 4 Schalotten
- 80 g Butter (kalt)
- 100 ml Weißwein
- 50 g Parmesan (frisch gerieben)
- Olivenöl
- Meersalz (aus der Mühle)
- Pfeffer (aus der Mühle)

Zubereitung

1. Für das Spargelrisotto zunächst einmal den Spargel schälen, holzige Teile entfernen und die Stangen in feine Scheiben schneiden. Die Spitzen dabei ganz lassen und extra in etwas Salzwasser bissfest kochen. Dann in Eiswasser abschrecken und beiseite legen.

2. Nun die Schalotten in Würfel schneiden und in einem Topf mit etwas Olivenöl anschwitzen. Dann den geschnittenen Spargel sowie den Reis dazugeben, mit Weißwein ablöschen.

3. Nun nach und nach unter ständigem Rühren mit dem Fond aufgießen, bis das Risotto cremig und al dente gedünstet ist.

4. Die Hälfte der Butter und den frisch geriebenen Parmesan einrühren und mit Meersalz und etwas Pfeffer abschmecken.

5. Zum Schluss die gekochten Spargelspitzen in der restlichen Butter schwenken und das Spargelrisotto damit garnieren.

Fastensuppe (4 Portionen)

Zutaten

- 1 kg Kartoffeln
- 1 kg Gemüse
- 3 EL Dinkelkorn (geschrotet)
- Kümmel
- Muskat
- Pfefferkörner
- Lorbeer
- Liebstöckel
- Ingwerpulver

Zubereitung

1. Zunächst die Kartoffeln und das Gemüse putzen in kleine Stücke schneiden.

2. Dann alles in einen Topf mit 1 Liter kaltem Wasser geben.

3. Nun 3 EL geschrotetes Dinkelkorn dazugeben und mit Kümmel, Muskat, Pfefferkörnern, Lorbeerblatt, Liebstöckel und Ingwerpulver würzen. Kein Salz hineingeben!

4. Kochen Sie das Ganze nun für 30 Minuten. Dann lassen Sie den Topf zugedeckt einige Zeit stehen.

5. Zum Schluss geben Sie die Suppe durch ein Sieb und löffeln nur die Flüssigkeit.

Kürbisbrühe (1 Portion)

Zutaten

- 1 Kartoffel
- 1 Karotte
- 300 g Kürbis (geschält)
- 1 TL Zitronensaft
- Pfeffer aus der Mühle Muskatnuss (gemahlen)
- 1 TL gehackte Petersilie
- 1-2 TL Gemüsebrühe
- Hefeflocken.

Zubereitung

1. Zunächst die Kartoffel, die Karotte und den Kürbis schälen und in kleine Würfel schneiden.

2. Dann in einen Topf geben und Wasser hinzufügen, bis das Gemüse über 1 cm bedeckt ist.

3. Das ganze zum Kochen bringen und für ca. 60 Minuten weiter köcheln lassen.

4. Den Zitronensaft, den Pfeffer, die Muskatnuss, die Petersilie und die Gemüsebrühe dazugeben und bei Bedarf mit Hefeflocken nachwürzen. 5. Die Kürbissuppe vom Herd nehmen, etwa 5 Minuten ziehen lassen und durch ein feines Sieb gießen.

Abendessen

Auch beim Abendessen sollten Sie nicht nur die Menge an Kalorien in den Mittelpunkt stellen, sondern immer auch den kulinarischen Genuss. Die nachfolgenden Gerichte können unter Umständen auch mit denen vom Frühstück vertauscht werden, ganz nach Ihrem persönlichen Geschmack und den individuellen Vorlieben.

Sauerkrautsalat mit Paprika und Ananas (4 Portionen)

Zutaten

- 1 rote Paprikaschote
- 1/2 Bund Petersilie
- 1 Dose (580 ml) Sauerkraut
- 1 Dose (446 ml) Ananas
- 1 EL Rapsöl
- Pfeffer
- 1–2 TL Zucker

Zubereitung

1. Die Paprika putzen, waschen und in kurze Streifen schneiden.

2. Dann die Petersilie waschen, trocken schütteln, Blättchen von den Stielen zupfen und hacken.

3. Das Sauerkraut ausdrücken.

4. Die Ananas abtropfen lassen und den Saft dabei auffangen. Dann die Ananas in Stücke schneiden.

5. Das Sauerkraut, die Ananasstücke und -saft, die Paprika, die Petersilie und das Öl mischen.

6. Abschließend mit Pfeffer und Zucker abschmecken und anrichten.

Nährwert p. Port.: 120 kcal

Spitzkohlsalat mit Radieschen-Dressing (4 Portionen)

Zutaten

- 2 Köpfe Spitzkohl (à ca. 650 g)
- 2 l Gemüsebrühe
- 1 Bund Radieschen
- 25 g Gourmet-Kapern
- 1/2 Bund glatte Petersilie
- 1 Zwiebel
- 300 g Vollmilch-Joghurt
- 3 EL Milch
- Salz
- Pfeffer
- Zucker
- Kapernäpfel zum Garnieren

Zubereitung

1. Zuerst den Spitzkohl putzen, waschen und längs in je 8–10 Scheiben (ca. 1 cm dick) schneiden.

2. Dann die Brühe in einem Topf aufkochen und die Spitzkohlscheiben in 3 Portionen für ca. 4 Minuten blanchieren. Danach die Scheiben vorsichtig mit einer Schaumkelle herausheben und warm halten.

3. Die Radieschen putzen, waschen und in kleine Würfel schneiden.

4. Nun die Kapern halbieren.

5. Jetzt die Petersilie waschen und trocken tupfen, die Blättchen abzupfen und in Streifen schneiden.

6. Die Zwiebel schälen und fein würfeln.

7. Nun den Joghurt mit der Milch verrühren. Petersilie, Radieschen, Kapern und Zwiebel unterrühren und mit Salz, Pfeffer und Zucker abschmecken.

8. Je ca. 4 Spitzkohlscheiben anrichten, das Radieschen-Dressing darüber träufeln und mit Kapernäpfeln garnieren und mit Pfeffer bestreuen.

Nährwert p. Port.: 180 kcal

Kohlrabi-Carpaccio mit Garnelen (4 Portionen)

Zutaten

- 16 rohe Garnelen (à ca. 20 g; ohne Kopf, in Schale)
- 1 Bund Rauke
- 2 Kohlrabis (à ca. 300 g)
- 4 EL heller Balsamico-Essig
- abgeriebene Schale von 1/2 unbehandelten Orange
- Salz
- Pfeffer
- Zucker
- 4 EL Nussöl (z.B. Haselnussöl)
- 2 EL Sonnenblumenöl

Zubereitung

1. Schälen Sie die Garnelen, bis auf die Schwanzflosse, und entfernen Sie den Darm. Danach waschen Sie die Garnelen und tupfen sie trocken.

2. Waschen Sie nun den Salat und schütteln ihn trocken.

3. Schälen Sie die Kohlrabis und schneiden Sie sie in dünne Scheiben.

4. Würzen Sie den Essig mit Orangenschale, Salz, Pfeffer und Zucker. Das Nussöl geben Sie tröpfchenweise hinzu.

5. Richten Sie die Kohlrabischeiben auf einem Teller an und träufeln Sie die Hälfte der Vinaigrette darüber. Die restliche Vinaigrette mischen Sie mit dem Salat.

6. Erhitzen Sie 2 EL Sonnenblumenöl in einer großen Pfanne und braten Sie die Garnelen darin ca. 4 Minuten.

7. Würzen Sie mit Salz und Pfeffer.

8. Richten Sie den Salat und die Garnelen auf dem Carpaccio an.

Nährwert p. Port.: 220 kcal.

Gesunder Abendtrunk (1 Portion)

Zutaten

- 1/8 l Gemüsesaft
- 1/8 l Wasser

Zubereitung

Mischen Sie die Zutaten und trinken Sie den Abendtrunk in kleinen Schlücken.

Fruchtiger Abendtrunk (1 Portion)

Zutaten

- 1/8 l Orangensaft
- 1/8 l Wasser

Zubereitung

Pressen Sie Orangen aus, so dass Sie 1/8 l frisch gepressten Orangensaft erhalten. Mischen Sir das Ganze mit 1/8 l Wasser und trinken Sie diesen Abendtrunk in kleinen Schlucken.

Pikante Eier im Glas (2 Portionen)

Zutaten

- 1 kleine Zwiebel
- 1 Knoblauchzehe
- 1 kleine rote Paprikaschote
- 1 kleine grüne Chilischote
- 1 ½ EL Olivenöl
- 125 ml Tomatensaft
- 2 Stiele Basilikum
- Salz
- Pfeffer
- 2 Eier (L)

Zubereitung

1. Erst die Zwiebel und den Knoblauch schälen und sehr fein hacken.

2. Dann die Paprikaschote, vierteln, entkernen, waschen und fein würfeln. 3. Nun die Chilischote waschen, halbieren und sehr fein hacken.

4. Danach 1 EL Öl in einem kleinen Topf erhitzen und Zwiebeln, Knoblauch, Paprika und Chili darin bei mittlerer Hitze unter häufigem Rühren für 7-8 Minuten dünsten.

5. Den Tomatensaft dazugeben und für weitere 3 Minuten köcheln lassen.

6. Inzwischen das Basilikum waschen und trockenschütteln. Blätter abzupfen und fein schneiden. Unter das Gemüse heben, mit Salz und Pfeffer würzen.

7. Die Einweckgläser mit wenig Olivenöl auspinseln und das Gemüse in die gefetteten Gläser geben.

8. Nun die Eier aufschlagen und vorsichtig in die Gläser gleiten lassen. Mit Salz und Pfeffer würzen.

9. Jetzt in einem Topf ca. 1 l Wasser zum Kochen bringen. Verschließen Sie die Gläser mit Deckel und Bügel und dann die Eier in den Gläsern im kochenden Wasserbad für 7-8 Minuten garen. Anschließend herausnehmen und abtropfen lassen.

10. Den Deckel abnehmen und die Eier im Glas sofort servieren.

Nährwert p. Port.: 190 kcal

Strammes Mäxchen (6 Portionen)

Zutaten

- 12 Scheiben Vollkorn-Ciabatta (ca. 1 cm dick)
- 3 EL Olivenöl
- 30 g Butter
- 12 Wachteleier
- 6 Stiele Basilikum
- 12 Scheiben Bresaola oder Bündner Fleisch
- 100 g junger Pecorino-Käse
- Pfeffer
- Meersalz

Zubereitung

1. Zuerst die Brotscheiben auf dem Backofenrost über ein Backblech legen.

2. Dann die Brote mit Olivenöl bestreichen und im vorgeheizten Backofen bei 200 °C (Umluft: 180 °C, Gas: Stufe 3) auf der mittleren Schiene für 7-8 Minuten goldbraun backen.

3. Inzwischen die Butter in einer Pfanne bei kleiner Hitze schmelzen lassen und vom Herd nehmen.

4. Die Wachteleier vorsichtig aufschlagen und in die Pfanne geben, bevor Sie die Pfanne wieder auf den Herd geben und bei mittlerer Hitze in ca. 3 Minuten Spiegeleier braten.

5. Nun das Basilikum waschen, trockenschütteln und die Blätter abzupfen.

6. Die Brote aus dem Ofen nehmen und jedes Brot mit 1 Scheibe Bresaola und 1 Wachtelspiegelei belegen. Den Käse darüber bröseln und mit grobem Pfeffer, Meersalz und Basilikumblättern bestreut servieren.

Nährwert p. Port.: 292 kcal

Katalanisches Röstbrot (12 Portionen)

Zutaten

- 4 Tomaten (ca. 250 g)
- Pfeffer
- 1 helles Krustenbrot (500 g; ca. 22 cm Ø)
- 3 Knoblauchzehen
- 100 g Serrano-Schinken
- 125 g Manchego (spanischer Schafskäse)
- Olivenöl (beste Qualität)
- grobes Meersalz

Zubereitung

1. Zunächst die Tomaten waschen und die Stielansätze keilförmig herausschneiden. Dann die Tomaten in Scheiben schneiden und anschließend zu einem groben Mus hacken, welches Sie dann In eine Schüssel geben und mit etwas Pfeffer würzen.

2. Das Brot in 12 Scheiben schneiden, auf ein Backofengitter legen und unter dem heißen Ofengrill von jeder Seite goldbraun rösten; das dauert je nach gewünschtem Bräunungsgrad 1 1/2 bis 2 1/2 Minuten pro Seite.

3. Den Knoblauch schälen und die Brotscheiben auf einer Seite damit einreiben und die Knoblauchreste ungehackt zu den Tomaten geben.

4. Den Serrano-Schinken in feine Streifen schneiden.

5. Den Manchego mit dem Sparschäler hobeln.

6. Nun die Brotscheiben und das Tomatenmus, Olivenöl, Meersalz, Käse und Schinken dekorativ auf dem Büfett arrangieren.

Zum Servieren nehmen sich die Gäste etwas Tomatenmus auf eine Brotscheibe, geben Olivenöl darüber und würzen mit etwas Salz. Anschließend können sie nach Wunsch Käse oder Schinken auf ihr Brot geben.

Nährwert p. Port.: 172 kcal

Krabbensalat (2 Portionen)

Zutaten

- 1 Ei
- 1 Stück Zitrone
- 1 TL Honig
- 1 EL Rapsöl
- 1 Gewürzgurke (50 g)
- 1 Bund Radieschen
- 1 Zwiebel
- 3 Stiele Kerbel
- 100 g Nordseekrabben (geschält)
- 1 Beet Gartenkresse
- 2 Blätter Kopfsalat (nach Belieben)

Zubereitung

1. Zunächst das Ei für 8-9 Minuten hartkochen, abschrecken, pellen und mit einem Messer fein hacken.

2. Den Saft aus dem Zitronenstück in eine Schüssel pressen und Honig und Öl unterrühren.

3. Dann die Gewürzgurke fein würfeln.

4. Die Radieschen waschen, putzen und in feine Scheiben hobeln oder schneiden.

5. Nun die Zwiebel schälen und fein würfeln.

6. Den Kerbel waschen, trockentupfen, Blättchen abzupfen und hacken.

7. Jetzt alles mit dem Krabbenfleisch und der Sauce mischen.

8. Zum Schluss das Ei unterheben.

9. Die Kresse vom Beet schneiden und über den Krabbensalat streuen.

Nach Belieben mit Kopfsalatblättern garnieren und mit Vollkornknäcke servieren.

Nährwert p. Port.: 177 kcal

Krebsschwänze auf Möhrengemüse (2 Portionen)

Zutaten

- 3 Möhren (à ca. 100 g)
- 1 Stück Knollensellerie (ca. 150 g)
- 1 kleine Knoblauchzehe
- ½ TL Fenchelsaat
- 1 TL Senfkörner
- 100 ml Fischfond (Glas)
- 3 Stiele Dill
- 100 g gegarte Krebsschwänze (Kühlregal)
- Salz
- Pfeffer

Zubereitung

1. Zuerst die Möhren und den Knollensellerie waschen, schälen und in schmale, ca. 5 cm lange Stifte schneiden.

2. Dann den Knoblauch schälen und hacken.

3. Nun die Möhren, Selleriestifte und Knoblauch mit Fenchelsaat, Senfkörnern und Fischfond in einen Topf geben, aufkochen und zugedeckt bei kleiner Hitze für 7-8 Minuten dünsten.

4. Inzwischen den Dill abspülen, trockenschütteln und in kleine Fähnchen zupfen.

5. Jetzt die Krebsschwänze auf das Gemüse legen und zugedeckt noch für weitere 2 Minuten dünsten, dann die Krebsschwänze herausnehmen.

6. Den Dill zum Gemüse geben, salzen, pfeffern und mit den Krebsschwänzen anrichten.

Nährwert p. Port.: 100 kcal

Buntes Backofengemüse (8 Portionen)

Zutaten

- 800 g Kartoffeln
- 400 g Möhren
- 400 g Pastinaken
- 2 Rote Bete (ca. 400 g)
- 3 EL Olivenöl
- Salz
- Pfeffer
- 250 g Magerquark
- 100 g Joghurt (1,5 % Fett)
- 3 EL Mineralwasser mit Kohlensäure
- 3 TL gemischte Kräuter (tiefgekühlt)
- ½ Zitrone
- 1 Prise Rohrzucker

Zubereitung

1. Zunächst einmal die Kartoffeln, Möhren, Pastinaken und Rote Bete waschen und schälen. Diese dann jeweils in Spalten oder in mundgerechte Stücke schneiden.

2. Dann das gesamte Gemüse in eine Schüssel geben, mit Öl mischen und mit Salz und Pfeffer würzen. (Nach Belieben die Rote Bete dafür in eine eigene Schüssel geben, damit sich das restliche Gemüse nicht verfärbt).

3. Nun ein Backblech mit Backpapier auslegen und das Gemüse darauf verteilen und bei 200 °C (Umluft 180 °C, Gas: Stufe 3) auf der mittleren Schiene etwa 25 Minuten backen.

4. Inzwischen in einer Schüssel Quark und Joghurt verrühren, das Mineralwasser unterschlagen und die Kräuter unterrühren.

5. Nun die Zitrone auspressen und den Kräuterquark mit Salz, Pfeffer, Zucker und Zitronensaft abschmecken.

6. Zum Schluss das Gemüse auf eine Platte geben und mit dem Quark servieren.

Nährwert p. Port.: 171 kcal

Marinierte Hähnchenspieße (2 Portionen)

Zutaten

- 200 g Hähnchenbrustfilet
- 1 rote Zwiebel
- 1 Knoblauchzehe
- 3 Orangen
- 2 Zweige Thymian
- 1 TL Paprikapulver
- 1 Msp. Cayennepfeffer
- 1 Msp. Zimt
- Salz
- Pfeffer
- ½ Bund Rucola (ca. 40 g)
- 100 g Kirschtomaten
- 2 EL Olivenöl

Zubereitung

1. Zuerst das Hähnchenfilet abspülen, trockentupfen und längs in etwa 1 cm breite Streifen schneiden und die Hähnchenstreifen wellenförmig der Länge nach auf 4 lange Holzspieße stecken und in eine rechteckige Auflaufform legen.

2. Dann die Zwiebel und Knoblauch schälen und fein hacken.

3. Die 2 Orangen so dick schälen, dass dabei alles Weiße entfernt wird. Danach die Fruchtfilets mit einem scharfen Messer zwischen den Trennhäuten herausschneiden, dabei den Saft in einer Schüssel auffangen und die Fruchtfilets auf einem Teller beiseite stellen.

4. Die 3. Orange halbieren, auspressen und 70 ml Saft abmessen, zum übrigen Saft in die Schüssel geben.

5. Den Thymian waschen, trockenschütteln und die Blättchen abzupfen und mit Paprikapulver, Cayennepfeffer, Zimt, Knoblauch, Zwiebeln, Salz und Pfeffer unter den Orangensaft rühren. Diese Marinade über die Hähnchenspieße in die Form gießen und alles etwa 20 Minuten durchziehen lassen (marinieren).

6. Inzwischen den Rucola putzen, waschen und trockenschleudern oder –schütteln, die Kirschtomaten abspülen und halbieren.

7. Jetzt die Hähnchenspieße aus der Marinade nehmen und auf einem Teller beiseite stellen.

8. Nun 1 EL Öl in einer beschichteten Pfanne erhitzen, die Marinade zugeben und auf die Hälfte der Flüssigkeit einkochen lassen. Danach die eingekochte Flüssigkeit in eine kleine Schüssel geben und die Pfanne auswischen. Dann darin das restliche Öl erhitzen und die Hähnchenspieße rundum für etwa 6 Minuten braun braten.

9. Den Rucola, die Orangenfilets und die Tomaten auf einer Platte verteilen und die abgekühlte Marinade darüber träufeln, bevor Sie die heißen Spieße darauf anrichten.

Nährwert p. Port.: 276 kcal

Gefüllte Gurkenröllchen (1 Portion)

Zutaten

- 1 Mini-Salatgurke
- Salz
- 2 Stiele Basilikum
- 40 g geschälte, eingelegte rote Paprikaschote (Abtropfgewicht; Glas)
- 2 Scheiben geräucherte Putenbrust (à 25 g)

Zubereitung

1. Zunächst einmal die Gurke waschen, mit Küchenpapier trockenreiben, putzen und schälen. Danach mit dem Sparschäler der Länge nach rundherum insgesamt 12–14 sehr dünne Scheiben abschneiden, sodass nur der Innenteil der Gurke mit den Kernen übrig bleibt. Dann die Gurkenscheiben nebeneinanderlegen und mit etwas Salz bestreuen.

2. Den Basilikum waschen, trockenschütteln und die Blätter abzupfen. Einige beiseitelegen, den Rest in sehr feine Streifen schneiden.

3. Die Paprika der Länge nach in Streifen schneiden.

4. Nun die Putenbrust ebenfalls in feine, lange Streifen schneiden und beides in einer Schüssel mit den Basilikumstreifen mischen.

5. Dann die Gurkenscheiben mit Küchenpapier nochmals trockentupfen und jeweils 3–4

Gurkenscheiben der Länge nach leicht überlappend nebeneinander legen.

6. Jetzt die Paprika-Puten-Füllung darauf verteilen und die Gurkenscheiben zu Röllchen aufwickeln. Mit den übrigen Basilikumblättern garnieren.

Nährwert p. Port.: 88 kcal

Wasabi-Eier mit Räucherlachs (4 Portionen)

Zutaten

- 6 Eier (Größe M)
- 250 g Zuckerschoten
- 2 kleine gelbe Paprikaschoten
- 5 EL Weißwein-Essig
- 1/2 TL Senf
- 1/2 TL Honig
- 4 EL Öl
- Salz
- Pfeffer
- 50 g Salatcreme (36 % Fett)
- 2–3 TL Wasabi-Paste
- 2 EL geschälte Sesamsaat
- 35 g Radieschensprossen
- 200 g geräucherter Lachs in Scheiben

Zubereitung

1. Die Eier in kochendem Wasser ca. 10 Minuten hart kochen.

2. Die Zuckerschoten waschen und schräg in Streifen schneiden.

3. Dann den Paprika vierteln, putzen, waschen und schräg in Streifen schneiden.

4. Nun den Essig, Senf und Honig verrühren, das Öl darunter geben und mit Salz und Pfeffer abschmecken.

5. Jetzt die Zuckerschoten, Paprika und Vinaigrette vermengen.

6. Danach die Eier abgießen, abschrecken und pellen. Dann die Eier halbieren und das Eigelb herauslösen.

7. Das Eigelb, die Salatcreme und den Wasabi glatt rühren und mit Salz abschmecken. Danach die Creme mit einem Teelöffel in die Eihälften füllen.

8. Den Sesam in einer Pfanne ohne Fett rösten und herausnehmen.

9. Zum Schluss die Radieschensprossen und den Sesam unter den Salat heben.

10. Den Lachs, Salat und Eierhälften auf einem Teller anrichten und servieren.

Nährwert p. Port.: 470 kcal

Zucchinisalat mit Brokkoli-Pesto (6 Portionen)

Zutaten

- je 1 grüne und gelbe Zucchini (à ca. 200 g)
- 1 großes Bund Rauke (ca. 60 g)
- 500 g Brokkoli
- 2 Knoblauchzehen
- 50 g Mandelkerne ohne Haut
- 50 g Parmesankäse
- Salz
- 100 ml Olivenöl
- Pfeffer

Zubereitung

1. Zunächst die Zucchini putzen, waschen und mit der Aufschnittmaschine oder mit einem Sparschäler der Länge nach in hauchdünne Scheiben schneiden.

2. Dann die Rauke putzen, waschen und grob schneiden. Die Zucchini und Rauke in einer Schüssel mischen.

3. Nun den Brokkoli putzen, waschen und in kleine Röschen teilen.

4. Den Knoblauch schälen und fein hacken.

5. Die Mandeln hacken und den Parmesan fein reiben.

6. Jetzt den Brokkoli in wenig kochendem Salzwasser für ca. 2 Minuten garen, dann den Brokkoli abgießen und in einen hohen Rührbecher geben. Den Knoblauch, Mandeln und Parmesan zufügen und alles kurz grob pürieren. Zum Schluss auch das Öl unterrühren und mit Salz und Pfeffer kräftig abschmecken.

7. Abschließend das Brokkoli-Pesto über den Zucchinisalat geben und alles mischen. Den Salat nochmals mit Salz und Pfeffer abschmecken.

Nährwert p. Port.: 250 kcal

Orangen-Rotkohl-Salat (4 Portionen)

Zutaten

- 4 EL Walnusskerne
- 1 kleiner Kopf Rotkohl (ca. 800 g)
- 2 kleine Zwiebeln
- 7 EL Obstessig
- Salz, Pfeffer
- 1 EL Sonnenblumenöl
- 4 EL Rote-Bete-Sprossen ersatzweise Alfalfa-Sprossen
- 2 Orangen (davon 1 bio)
- 70 g getrocknete entsteinte Datteln
- 250 g geräucherte Forellenfilets

Zubereitung

1. Im ersten Arbeitsgang die Nüsse in einer Pfanne ohne Fett anrösten und dann herausnehmen.

2. Nun den Rotkohl putzen, waschen, vierteln und den Strunk herausschneiden. Den Kohl in feine Streifen schneiden.

3. Die Zwiebeln schälen, halbieren und in sehr feine Streifen schneiden.

4. Danach den Kohl, Zwiebeln, Essig, Salz, Pfeffer und Öl mischen und mit den Händen kräftig durchkneten.

5. Die Sprossen waschen, abtropfen lassen.

6. Jetzt die Bio-Orange heiß waschen, abtrocknen und die Schale fein abreiben. Anschließend beide Orangen so dick schälen, dass die weiße Haut vollständig entfernt wird. Dann die Filets mit einem scharfen Messer zwischen den Trennhäuten herausschneiden und den Saft aus den Trennhäuten drücken.

7. Die Datteln in dünne Ringe schneiden und die Nüsse grob hacken.

8. Den Rotkohlsalat mit Orangenschale, -filets und Orangensaft, Datteln und Nüssen mischen und abschmecken.

9. Zum Schluss wird er mit den grob zerzupften Forellenfilets und Sprossen angerichtet.

Nährwert p. Port.: 270 kcal

Ruccolasalat mit Parmaschinken (4 Portionen)

Zutaten

- ½ kleine Zitrone
- Salz
- 1 TL flüssiger Honig
- 3 EL Olivenöl
- Pfeffer
- 2 Bund Rucola (à 75 g)
- 2 EL Kapern (Glas)
- 200 g Parmaschinken (in hauchdünnen Scheiben)

Zubereitung

1. Zuerst die Zitrone auspressen und 1 EL Saft abmessen. Diesen Saft mit Salz und Honig in einer Schüssel verquirlen. Dann das Olivenöl mit einem Schneebesen unterschlagen und pfeffern.

2. Den Ruccolasalat waschen, putzen, trockenschleudern und in mundgerechte Stücke zupfen.

3. Die Kapern abtropfen lassen und in die Salatsauce rühren. Dann den Ruccolasalat untermischen und auf eine Platte geben.

4. Den Parmaschinken zum Schluss auf dem Ruccolasalat anrichten und servieren.

Nährwert p. Port.: 170 kcal

Tofu-Salatbeutelchen (8 Portionen)

Zutaten

- 1 Stück Ingwer (ca. 25 g)
- 2 kleine Knoblauchzehen
- 2 kleine Möhren
- 2 kleine Schalotten
- 1 rote Chilischote
- 350 g fester Tofu
- 2 EL Rapsöl
- Salz
- Pfeffer
- 2 EL Sojasauce
- 75 ml klassische Gemüsebrühe
- 2 EL Thai-Fischsauce
- 40 g Cashewkerne
- 8 mittelgroße Salatblätter
- 8 Halme Schnittlauch
- Hoisin-Sauce zum Dippen

Zubereitung

1. Zunächst einmal den Ingwer und Knoblauch schälen und fein hacken.

2. Danach die Möhren schälen und in sehr feine Streifen schneiden.

3. Nun die Schalotten schälen und in dünne Ringe schneiden.

4. Die Chilischote halbieren, entkernen und in sehr feine Streifen schneiden.

5. Dann den Tofu in 5 mm große Würfel schneiden.

6. Jetzt das Öl in einer beschichteten Pfanne erhitzen und die Tofuwürfel darin bei großer Hitze und unter Schwenken rundherum goldbraun braten. Den Tofu mit Salz und Pfeffer würzen, herausnehmen und in einem auf eine Schüssel gelegten Sieb abtropfen lassen.

7. Nun den Knoblauch, Ingwer und die Schalottenringe bei mittlerer Hitze in der Pfanne unter Rühren glasig andünsten. Dann die Möhren und Chili dazugeben und eine weitere Minute dünsten. Mit der Sojasauce, Brühe und Fischsauce ablöschen und offen für weitere 2 Minuten sanft kochen, bis die Möhren weich sind. Nun den Tofu untermischen, erneut mit Salz und Pfeffer abschmecken und alles auf einem Teller abkühlen lassen.

8. Inzwischen die Cashewkerne hacken, die Salatblätter waschen und trockenschleudern. Auf die Arbeitsfläche legen und mit einem Geschirrtuch abgedeckt leicht andrücken, um die Blattrippen zu brechen. Dann die Füllung auf die Blätter verteilen und die gehackten Cashews darüber streuen. Nun die Salatblätter um die Füllung nach oben schließen und mit jeweils einem Schnittlauchhalm verschnüren.

9. Auf einer Platte mit etwas Hoisin-Sauce zum Dippen servieren.

Nährwert p. Port.: 125 kcal

Gefüllte Salatblätter (4 Portionen)

Zutaten

- 2 Knoblauchzehen
- 1 kleine getrocknete Chilischote
- 60 g grüne Bohnen
- 8 Blätter Römersalat
- 2 EL geröstete Erdnusskerne
- 200 g frisches Hähnchenbrustfilet
- 1 EL Rapsöl
- 1 TL Rohrohrzucker
- 3 EL klassische Gemüsebrühe
- 1 EL Thai-Fischsauce
- 2 EL Sojasauce
- 2 EL süße Chilisauce

Zubereitung

1. Zuerst die Knoblauchzehen schälen und fein hacken.

2. Dann die Chilischote auf 1 kleinen Teller zerbröseln.

3. Die Bohnen putzen, waschen und in 1 cm lange Stücke schneiden.

4. Nun auch die Salatblätter waschen und trockenschleudern.

5. Die Erdnusskerne mit einem großen Messer grob hacken.

6. Das Hähnchenbrustfilet abspülen, trockentupfen und mit dem großen Messer möglichst fein hacken.

7. Nun das Öl in einem Wok oder einer großen Pfanne erhitzen und den Knoblauch und Chili bei mittlerer Hitze unter Rühren kurz anbraten. Dann das Hühnerfleisch und die Bohnen dazugeben und unter ständigem Rühren für 4-5 Minuten mitbraten. Dann den Zucker, die Gemüsebrühe, die Erdnüsse sowie die Fisch- und Sojasauce zufügen und für weitere 1-2 Minuten garen. Die Mischung auf die Salatblätter verteilen und mit der süßen Chilisauce servieren.

Nährwert p. Port.: 187 kcal

Reispapier-Wraps mit Gemüse (2 Portionen)

Zutaten

- 1 Möhre (ca. 100 g)
- ½ rote Paprikaschote (ca. 100 g)
- 1 Frühlingszwiebel
- ½ Mini-Salatgurke (ca. 50 g)
- 4 Blätter Reispapier
- 4 Stiele Thai-Basilikum
- 2 TL süße Chilisauce

Zubereitung

1. Die Möhre waschen, putzen, schälen und längs in dünne Stifte schneiden.

2. Dann die halbe Paprikaschote nochmals halbieren, entkernen, waschen und in feine Streifen schneiden.

3. Nun die Frühlingszwiebel putzen, waschen, trockenschütteln und der Länge nach vierteln.

4. Die halbe Gurke abspülen, trockenreiben und der Länge nach in schmale Streifen schneiden.

5. Jetzt die Reispapierblätter einzeln in warmes Wasser tauchen und einweichen. Dann abtropfen lassen und auf das Arbeitsbrett legen.

6. Den Basilikum waschen, trockenschütteln und die Blättchen abzupfen und dann mit dem Gemüse auf

den 4 Blättern Reispapier verteilen und aufrollen.

Mit der Chilisauce anrichten.

Nährwert p. Port.: 67 kcal

Radieschen-Sprossen-Salat (2 Portionen)

Zutaten

- 1 Bund Radieschen
- 1 kleiner Friséesalat
- ½ Mini-Salatgurke
- 1 rote Zwiebel
- 2 EL Sprossen (z. B. Radieschensprossen)
- 2 kleine Gewürzgurken
- 100 g Harzer Käse
- 3 EL heller Balsamicoessig
- 2 EL klassische Gemüsebrühe
- Salz
- Pfeffer
- 2 EL Olivenöl

Zubereitung

1. Zunächst einmal die Radieschen putzen, waschen, trockentupfen und in dünne Scheiben schneiden.

2. Dann den Salat putzen, waschen, trockenschleudern und in mundgerechte Stücke zerteilen.

3. Nun die Gurke schälen und in dünne Scheiben schneiden.

4. Die Zwiebel schälen, halbieren und in feine Ringe schneiden.

5. Danach die Sprossen in einem Sieb abspülen und gut abtropfen lassen.

6. Ebenso die Gewürzgurken abtropfen lassen und sehr fein hacken.

7. Den Harzer Käse grob würfeln und den Essig, die Gemüsebrühe, das Salz, den Pfeffer und das Olivenöl in einer Salatschüssel mit einem Schneebesen verrühren. Dann Radieschen, Zwiebeln, frische Gurke, Gewürzgurke, Käse und Sprossen untermischen und alles für etwa 10 Minuten ziehen lassen. Eventuell nochmals mit Salz und Pfeffer abschmecken.

8. Frisée unterheben und servieren.

Nährwert p. Port.: 187 kcal

Würzige Hähnchensülze (4 Portionen)

Zutaten

- 6 Blätter weiße Gelatine
- 2 kleine Schalotten (ca. 50 g)
- 200 ml trockener Weißwein
- 75 ml Tomatensaft
- 75 ml Geflügelbrühe
- 1 TL Paprikapulver (edelsüß)
- 1 TL Senfkörner
- 1 Lorbeerblatt
- 5 schwarze Pfefferkörner
- 2 EL Rotweinessig
- Salz
- 1 rote Paprikaschote (ca. 200 g)
- 275 g Hähnchenbrust-Aufschnitt
- 5 Stiele glatte Petersilie
- Pfeffer
- etwas grüner Salat zum Garnieren

Zubereitung

1. Die Gelatine in kaltem Wasser einweichen.

2. Inzwischen die Schalotten schälen und in Ringe schneiden. Dann die Schalotten mit Weißwein, Tomatensaft, Brühe, Paprikapulver, Senfkörnern, Lorbeerblatt und Pfefferkörnern aufkochen und 2 Minuten sprudelnd kochen lassen, dann vom Herd nehmen.

3. Nun die Gelatine ausdrücken und in der heißen Flüssigkeit auflösen. Danach den Essig dazugeben und für 25 Minuten ziehen lassen. Nach 25 Minuten durch ein Sieb geben und anschließend abkühlen lassen. Herzhaft mit Salz würzen.

4. Inzwischen die Paprikaschote vierteln, entkernen, waschen und mit der Hautseite nach oben auf ein Backblech legen und unter dem Backofengrill so lange rösten, bis die Haut schwarze Blasen wirft. Dann in eine Schüssel geben, mit einem Teller zudecken und für 10 Minuten ziehen lassen. Danach die Paprikaviertel häuten und in 1/2 cm breite Streifen schneiden.

5. Den Hähnchenbrustaufschnitt in 1/2 cm breite Streifen schneiden.

6. Nun die Petersilie waschen, trockenschütteln, Blättchen abzupfen und hacken.

7. Danach die Paprikastreifen, den Aufschnitt und die Petersilie mischen, mit Salz und Pfeffer würzen. Dann alles auf 4 kleine runde Förmchen (à 150 ml Inhalt) verteilen. Den abgekühlten Sud in die Förmchen geben und die Sülzen für ca. 6 Stunden kalt stellen.

8. Nach dieser Zeit die Förmchen zum Stürzen bis zum Rand in heißes Wasser tauchen und die Sülzen vorsichtig aus der Form auf Teller gleiten lassen. Mit etwas Salat servieren.

Nährwert p. Port.: 105 kcal

Bratwurst am Spieß (6 Portionen)

Zutaten

- 3 Geflügelbratwürste (à 60 g; 15 % Fett)
- 1 Knoblauchzehe
- 1 kleine Zucchini (ca. 150 g)
- 1 kleine Aubergine (ca. 150 g)
- Salz
- 12 Salbeiblätter
- Pfeffer aus der Mühle

Zubereitung

1. Zunächst einmal die Geflügelbratwürste jeweils quer halbieren und der Länge nach auf 6 Spieße stecken. Achtung: Wenn Sie Holzspieße verwenden, weichen Sie sie vorher etwa 15 Minuten in Wasser ein, damit sie nicht verbrennen!

2. Nun die Knoblauchzehe schälen und sehr fein hacken.

3. Die Zucchini und die Aubergine waschen, putzen und der Länge nach mit einem Sparschäler in sehr dünne Scheiben schneiden. Danach auf dem Arbeitsbrett einige Lagen Küchenpapier ausbreiten, die Gemüsescheiben darauflegen, kräftig salzen und für 10 Minuten ziehen lassen.

4. Inzwischen die Salbeiblätter waschen, trockenschütteln und je 2 davon an das obere und untere Ende der Würstchen spießen.

5. Dann die Gemüsescheiben trockentupfen und jeweils 1 Zucchini- und Auberginenscheibe übereinanderlegen. Mit Pfeffer würzen und mit Knoblauch bestreuen und fest zu kleinen Röllchen aufrollen. Je 1 davon auf das untere und obere Ende der Wurstspieße stecken.

6. Dann die Bratwurstspieße auf Aluschalen oder feste Alufolie verteilen und auf dem heißen Rost für 12–15 Minuten grillen, dabei mehrmals wenden.

Nährwert p. Port.: 74 kcal

Pikanter Zigeuneraufstrich (2 Portionen)

Zutaten

- 100 g Magerquark
- 25 g fettarmer Frischkäse
- 30 g roter Paprika
- 3 Essiggurken
- 2 Peperoni
- Salz
- Pfeffer
- Paprikapulver

Zubereitung

1. Zuerst den Magerquark und den Frischkäse verrühren.

2. Dann Paprika, Essiggurke und Peperoni in sehr kleine Würfel schneiden und unter den Quark rühren.

3. Zum Schluss mit Salz, Pfeffer und Paprika würzen.

Nährwert p. Port.: 15 kcal

Smarter Wurstsalat (4 Portionen)

Zutaten

- 1 rote Paprikaschote (ca. 200 g)
- 1 kleine Salatgurke (in Bioqualität, ca. 400 g)
- 1 Bund Radieschen
- 200 g Geflügelaufschnitt
- 1 rote Zwiebel (ca. 50 g)
- 1 Bund Schnittlauch
- 1 Beet Gartenkresse
- 2 TL scharfer Senf
- 1 TL geriebener Meerrettich (Glas)
- 3 EL Apfelessig
- Salz
- Pfeffer
- 3 EL Rapsöl

Zubereitung

1. Zunächst die Paprikaschote halbieren, entkernen, waschen, in Streifen schneiden und in eine große Schüssel geben.

2. Dann die Gurke und Radieschen gründlich waschen, trockenreiben und putzen. Die Gurkenschale unregelmäßig mit einem Sparschäler abschälen, sodass dunkelgrüne Streifen entstehen. Anschließend die Gurke in sehr dünne Scheiben schneiden.

3. Die Radieschen ebenfalls in feine Scheiben schneiden und mit der Gurke in die Schüssel geben.

4. Den Aufschnitt in Streifen schneiden.

5. Dann die Zwiebel schälen, vierteln und in feine Streifen schneiden.

6. Den Schnittlauch waschen, trockenschütteln und in Röllchen schneiden.

7. Die Kresse mit der Schere vom Beet schneiden.

8. Dann alles mit den Wurststreifen unter das Gemüse mischen.

9. Nun den Senf und den Meerrettich mit Essig, Salz und Pfeffer in einer kleinen Schüssel verrühren und dann mit einem Schneebesen das Öl unterschlagen, bis eine cremige Sauce entsteht.

10. Zum Schluss unter die Salatzutaten mischen und sofort servieren.

Nährwert p. Port.: 207 kcal

Schafskäse-Sandwich mit Aubergine (2 Portionen)

Zutaten

- 1 kleine Aubergine (ca. 280 g)
- Salz
- ¼ Bund Rucola (ca. 20 g)
- 1 Tomate (ca. 80 g)
- 3 TL Olivenöl
- 4 Scheiben Dinkel-Vollkornbrot (ca. 160 g)
- Pfeffer
- 40 g Schafskäse (9 % Fett)

Zubereitung

1. Die Aubergine zuerst waschen, putzen und der Länge nach in 8 dünne Scheiben schneiden. Dann nebeneinander auf Küchenpapier legen, leicht salzen und für etwa 5 Minuten ziehen lassen.

2. Inzwischen den Rucola waschen, trockenschütteln und die groben Stiele entfernen.

3. Dann die Tomate waschen und trockentupfen, den Stielansatz keilförmig herausschneiden und die Tomate in 8 dünne Scheiben schneiden.

4. Nun 1 TL Olivenöl in einer beschichteten Pfanne erhitzen und die Brotscheiben darin bei mittlerer Hitze von jeder Seite für etwa 3 Minuten goldbraun rösten. Dann herausnehmen und abkühlen lassen.

5. Jetzt die Auberginen mit Küchenpapier trockentupfen und wiederrum 1 TL Olivenöl in der beschichteten Pfanne erhitzen, die 4 Auberginenscheiben darin bei mittlerer Hitze unter Wenden etwa 3 Minuten goldbraun braten. Mit Pfeffer würzen. Die restlichen Auberginen in dem restlichen Öl ebenso braten. Herausnehmen und auf einem Teller abkühlen lassen.

6. Nur 2 Scheiben Röstbrot mit jeweils der Hälfte von Aubergine, Rucola und Tomate belegen, mit Pfeffer bestreuen.

7. Dann den Schafskäse trockentupfen. Eine Messerklinge kalt abspülen, den Käse damit in 4 Scheiben schneiden, auf den belegten Broten verteilen und pfeffern.

8. Dann die restlichen Brotscheiben darauflegen und leicht andrücken.

Nährwert p. Port.: 266 kcal

Kräuter-Rührei (2 Portionen)

Zutaten

- ½ Bund Frühlingszwiebeln
- 3 Eier
- 3 EL Milch (1,5 % Fett)
- 2 EL gemischte Kräuter (tiefgekühlt)
- Salz
- Pfeffer
- 4 Scheiben Vollkorn-Baguette (dünn geschnitten)
- 2 Tomaten (ca. 160 g)

Zubereitung

1. Zuerst die Frühlingszwiebeln putzen, waschen und in feine Ringe schneiden.

2. Dann die Eier, Milch, Kräuter und Frühlingszwiebeln mit einer Gabel verquirlen und mit Salz und Pfeffer würzen. Danach die Eiermasse in eine beschichtete Pfanne gießen und bei kleiner Hitze fest werden lassen (stocken), dabei mit einem Pfannenwender mehrfach vom Pfannenrand zur Mitte durch die Eiermasse ziehen.

3. Die Baguettescheiben toasten.

4. Die Tomaten waschen und die Stielansätze keilförmig herausschneiden. Dann 1 Tomate halbieren und mit den Schnittflächen jeweils eine Seite der

Brotscheiben einreiben, gut andrücken, sodass sich die Brotscheibe vollsaugen kann, dann leicht salzen und pfeffern. Die 2. Tomate in Spalten schneiden.

5. Zum Schluss das Rührei mit den Tomatenspalten auf den Baguettescheiben anrichten.

Nährwert p. Port.: 263 kcal

Fruchtige Chinakohl-Wraps (4 Portionen)

Zutaten

- 4 Tortillafladen
- ½ mittelgroßer Chinakohl (ca. 400 g)
- 2 Orangen
- 4 getrocknete Feigen (ca. 75 g)
- 30 g Haselnusskerne
- 1 Limette
- 200 g Joghurt (1,5 % Fett)
- 1 TL Honig
- Salz
- Pfeffer

Zubereitung

1. Zunächst die Tortillafladen einzeln in Alufolie wickeln und im vorgeheizten Backofen bei 100 °C (Umluft: 80 °C, Gas: Stufe 1) etwa 10 Minuten erwärmen.

2. Inzwischen den Chinakohl halbieren, vom Strunk befreien, vierteln und in feine Streifen schneiden. Dann in einem Sieb abspülen und gut abtropfen lassen.

3. Die Orangen so schälen, dass alles Weiße dabei mit entfernt wird. Dann die Fruchtfilets zwischen den Trennhäuten herausschneiden und grob würfeln;

Trennhäute über einer Schüssel gut ausdrücken und den Saft dabei auffangen.

4. Die Feigen von den Stielansätzen befreien, fein würfeln und unter den Orangensaft mischen.

5. Dann die Haselnüsse mit einem großen Messer hacken und in einer Pfanne ohne Fett goldbraun anrösten.

6. Die Limette halbieren, auspressen und den Saft in einer großen Schüssel mit Joghurt, Honig und den angerösteten Haselnüssen verrühren. Salzen und pfeffern. Danach den Chinakohl, die Orangen und die Feigen untermischen.

7. Nun die Tortillafladen aus der Folie nehmen und mit dem Chinakohlsalat belegen. Jeweils fest aufrollen und schräg halbieren.

Mit Zahnstochern fixieren und servieren.

Nährwert p. Port.: 276 kcal

Anmerkung

Wer eine Mikrowelle hat, kann die Tortillas darin besonders schnell erwärmen: Einfach bei 600 Watt 1 Minute erhitzen (ohne Folie).

Eichblattsalat mit Paprika und Mais (4 Portionen)

Zutaten

- 50 g Naturreis
- Salz und Pfeffer aus der Mühle
- 1 Eichblattsalat
- je 1 rote, gelbe und grüne Paprikaschote
- 1 Dose Maiskörner
- 1 Bund Frühlingszwiebeln
- 3 EL Weißweinessig
- 1-2 EL Ayvar
- Saft einer Limette
- 1 Prise Zucker
- 2 EL Öl
- einige Korianderblättchen

Zubereitung

1. Zunächst den Reis nach Packungsanleitung in Salzwasser gar kochen und anschließend auskühlen lassen.

2. Den Eichblattsalat putzen, waschen, in mundgerechte Stücke zerpflücken und trockenschleudern.

3. Dann die Paprikaschoten vierteln, putzen, abspülen und sehr fein würfeln.

4. Die Maiskörner abtropfen lassen.

5. Nun die Frühlingszwiebeln putzen, waschen und fein schneiden.

6. Jetzt den Essig mit Ayvar, Limettensaft, Salz, Pfeffer, Zucker und Öl verrühren.

7. Anschließend den Reis mit Paprika und der Ayvar-Soße mischen.

8. Zum Schluss den Eichblattsalat mit den Frühlingszwiebeln, Mais und der Reis-Paprika-Mischung auf Tellern anrichten.

Nährwert p. Port.: 162 kcal

Möhren-Schnittlauch-Quark (4 Portionen)

Zutaten

- ½ Bund Schnittlauch
- 150 g Magerquark
- 2 EL Schmand
- ½ kleine Zitrone
- Salz
- Pfeffer
- 200 g Möhren

Zubereitung

1. Zuerst den Schnittlauch waschen, trockenschütteln, in Röllchen schneiden und in eine Schüssel geben.

2. Dann den Quark und den Schmand zufügen und alles glattrühren.

3. Nun die halbe Zitrone auspressen.

4. Die Quarkcreme mit 1-2 TL Zitronensaft, Salz und Pfeffer abschmecken.

5. Dann die Möhren waschen, putzen, schälen und mit einer Kastenreibe fein raspeln, unter die Quarkcreme rühren und nochmals mit Salz und Pfeffer abschmecken und servieren.

Nährwert p. Port.: 63 kcal

4. Fazit

Mit dem Kurzzeitfasten haben Sie eine Methode der modernen Ernährung entdeckt, mit der Sie nicht nur Ihren gesamten Organismus wieder auf ein ausgewogenes Level stellen, sondern auch überschüssige Pfunde auf einfache Weise verlieren können. Das Ernährungskonzept des Intermittierenden Fastens, wie das Kurzzeitfasten von Medizinern genannt wird, ist dabei eine Möglichkeit, langanhaltend und nachhaltig das Richtige für sich und seinen Körper zu tun.
Durch das einfache Funktionsprinzip des Kurzzeitfastens lässt es sich in nahezu jeden Alltag einbinden, da man nur seinen eigenen Regeln und Zeitabständen sowie Vorlieben und Eigenheiten Rechnung tragen muss.

Die zahlreichen Vorteile des Kurzzeitfastens, die in vielfältigen wissenschaftlichen Studien nachgewiesen wurden, bergen zudem jede Menge Potenzial, nicht nur sich selbst, sondern auch andere davon zu überzeugen, dass die Methode der kontrollierten Energiezufuhr, welche unsere Vorfahren unbewusst und unter dem Einfluss der damaligen Zeit notgedrungen anwendeten, das richtige Ernährungskonzept ist, bei dem eigentlich jeder nur gewinnen kann. Denn das Intermittierende Fasten beeinflusst unsere psychische und physische Gesundheit sehr positiv. Für Abnehmwillige ist das Kurzzeitfasten zudem eine spannende Form der Diät, bei der man ohne Verzicht auf kulinarische Leckereien an Gewicht verlieren kann.

Wichtig ist, für welche Variante des Kurzzeitfastens auch immer Sie sich entscheiden, dass Sie diszipliniert an der

Aufteilung festhalten. Sie werden nicht nur recht schnell den ersten Erfolg auf der Waage sehen, sondern sich auch schon nach wenigen Tagen um einiges energiegeladener und fit fühlen. Wenn Sie dann Ihre neue Ernährungsgewohnheit noch mit hinreichend Bewegung, entsprechend Ihren Möglichkeiten, in die Fastenzeit einbinden, dann werden Sie rundum zu einem besseren Wohlbefinden gelangen.

Impressum und Rechtliches

Herausgeber:

SOMIRO SOLUTION UG (haftungsbeschränkt)

Äußere Sulzbacher Straße 155a

90491 Nürnberg

Bildnachweiß:

© perlan – shutterstock.com

Haftungsausschluss:

Alle Charaktere in diesem Buch und alle Personen auf dem Cover sind mindestens 18 Jahre alt. Diese Geschichte ist reine Fiktion und entspringt der Phantasie der Autorin. Jede Ähnlichkeit mit reellen Personen, Orten oder Geschehnissen sind reiner Zufall.

Die Benutzung dieses Buches und die Umsetzung der darin enthaltenen Informationen erfolgt ausdrücklich auf eigenes Risiko. Die Inhalte des vorliegenden Buches und Titels wurden vom Herausgeber sorgfältig recherchiert und geprüft. Dennoch können unter Umständen Fehler nicht vollkommen ausgeschlossen werden. Der Verfasser & Herausgeber übernimmt jedoch keinerlei juristisch Verantwortung und keinerlei Haftung für Schäden, die aus der Benutzung dieses Werkes entstehen. Ferner übernimmt der Verfasser & Herausgeber keiner Gewähr für die Richtigkeit, sowie Vollständigkeit und Aktualität der dargestellten Inhalte. Dieses Buch dient nur zur Unterhaltung.

24660194R00123

Printed in Poland
by Amazon Fulfillment
Poland Sp. z o.o., Wrocław